緩和ケア心理療法の
グループスーパービジョン
由布院の集い

ともにある

〈Ⅵ〉

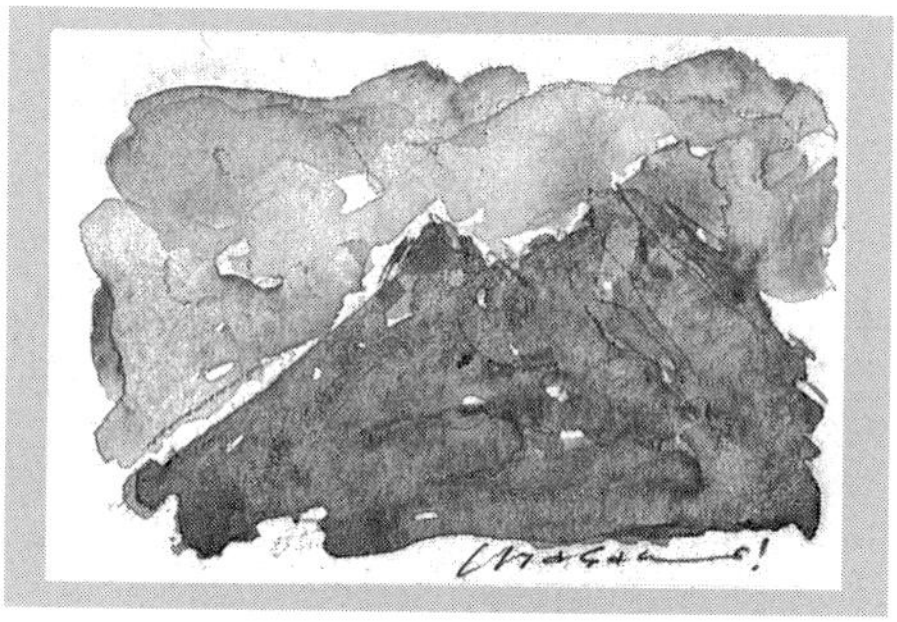

三木　浩司
枷場　美穂
五十君啓泰
伊原　出
井上　実穂
加藤真樹子
栗原　幸江
富田　伸

木星舎

表紙装画　加藤　昌邦

思い出すままに

神田橋 條治

老いのせいで、数ある合宿勉強会をすべて辞めて、六年になります。引退に際し、「由布院の集い」については、次のような特別の思いがありました。

この会の常連の方々の多くは、もう実務のベテランであり、スーパーバイザーの体験をなさることが次のステップであるから、ボクが身を退くことは更なる成長のチャンスとなる、と感じたのです。

ボクは、スーパーバイザーとしての体験から、三つのことの大切さを学びました。スーパーバイザーとしての必須条件として最も重要なのは、①経験と技術と知識、これは教える役割として不可欠です。次は、②場における役割の意識です。特に「由布院の集い」のような一対一でないスーパービジョンの場面では、参加者全員の理解水準への目配りが必要です。③目前のスーパーバイジーと話題に登場するクライアントへの共感の志向、そのためには「この人の中に私がいるような」錯覚を駆使する姿勢が役立ちます。

以上の三点は必須条件であり、しかも、これらは必ず「葛藤」を生みます。葛藤が生じる時点は必ず、そのケース（ケースとはクライエント・諸条件・セラピストが絡み合う状況を指します）の重要な瞬間です。通常の治療場面と異なり、スーパーバイザーは公開の場で、しかも瞬間にこの葛藤を活かさねばなりません。「待ったなし」です。無論、成功よりも失敗と反省が多いでしょう。ボクはここから沢山の学びと洞察と成長を得ました。実務のベテランの人だけが、このチャンスを学びの場にすることができます。「何気ないそぶりでの真剣勝負」です。

世の中での「スーパービジョン」を見ていると、せいぜい①、②だけです。華麗なる①だけの「独演会」も稀ではありません。実は①②③のランク付けは、スーパービジョンの場合であり、実務においては③②の順であり①は出番のある時だけの控え選手です。「独演会」の有名人を見たら「心のうちに涙を流しながら」避けるのが得策です。「涙」はその人を慕って人生の無駄足を踏んだ人々への憐憫であり、同業者としての謝罪です。

ここまで連想してきて気づきました。③抜きの「独演会」をしているその人へ、③を送ることは可能です。手掛かりは、その人が繰り出す①、②を、③の不能あるいは制止を理解するのに役立つ症状と見なすのです。これは臨床力のトレーニングとして豊かです。「隠蔽と表白」という症状、が豊かであるからです。必ず嗅ぎ取れるのは「対象関係の空白と悲しみ」です。それを思いやりながら、手を出さず見守る優しさが大切です。わたしたちは新興宗教の教祖ではないのです。その「あらかじめの諦め、に支えられた慎み」を体得するのに「緩和ケア」の体験は貴重です。

そこで提案があります。メンバーの皆さんが、「これ」と閃いた新人を「一本釣り」で誘って参加させてみたらどうでしょうか。ただし「山荘　田名加」の容量の範囲に留めましょう。以前、よそに宿泊した人まで参加した時に危機を感じました。夜更けまで語り明かすのが貴重だからです。学会の空疎感が忍び寄ることに用心してください。小さな宝石のような集まりが、次の世代に引き継がれて行くことを、老いの夢とします。

二〇二一年七月

はじめに

　このスーパービジョンの会が行われている小さな宿を初めて訪れたのは今から二十年ほど前、加藤真樹子先生から由布院で行われる音楽祭にお誘いいただいたことがきっかけでした。最後のコンサートが終わった夜に、出演者と地元の人が集うパーティが開かれたのが、音楽家の宿泊場所にもなっていたこの宿（山荘田名加）でした。その時の温かな雰囲気はずいぶん印象に残りました。その後、久留米大学の精神科教室で行われていた神田橋先生のスーパーバイズの会が会場を探しているときに、この宿での開催を提案させていただきました。会の終わりに先生から「よい気が集まっている場所」というご感想をいただきました。

　由布院はかつて大きな湖の底だったそうです。今でもその痕跡が町の東に残っていて、湖底から温泉が湧き出しています。またドイツの温泉保養所をモデルにし、自然との共存を目指した町づくりが行われてきた伝統があります。由布院の「気のよさ」は、土地の持つ自然環境とともに、それを生かしてきた地元の人々の力からも生み出されているのでしょう。この翌年から「ともにある」の会が始まりました。温泉街が賑わいを見せる前、早春の時期に各地からこの地に集まったメンバーにより繰り広げられた緩和ケアを中心としたスーパーバイズの様子は、すでに五巻のシリーズとして出版されています（『ともにある　神田橋條治由布院・緩和ケアの集い　Ⅰ～Ⅴ』木星舎刊）。発表者の真摯な取り組みに対する神田橋先生のスーパービジョンは、時には冒頭から結末を見据えられていることもあった指摘の素晴らしさに加え、スーパービジョンのあり方を伝えていただけるものでした。

二〇一五年、先生は合宿を伴う研修会からの引退を表明されました。その際、このスーパービジョンの会を継続していってほしいという、とてもありがたいお言葉をいただきました。しかし、どのような形式で行えばよいのか迷いもありました。そこで十年余り続いた経験を生かし、スーパービジョンの形式は変えず、スーパーバイザーは参加者の中から発表者に選んでいただくことにしました。自然にフロアーからの「ツッコミ」が増え、今回お届けするような内容となりました。場の持つ雰囲気と、そこに参加した人、これまでとまた違った豊かな内容になったと思います。

緩和ケアもエビデンスが重視される場となっています。薬理作用には妥当なことですが、心理臨床という一人ひとり、そして日々新たな出会いの場とは、大きく方法が異なっています。今年の会は、COVID -19の流行のため、この文章を書いている五月初めの時点でも延期の状態が続いています。経験のない事態に取り組む際の大切なアプローチの方法を、今一度この本から学べるのではないかと考えています。

二〇二一年五月

三木　浩司

ともにある〈VI〉

もくじ

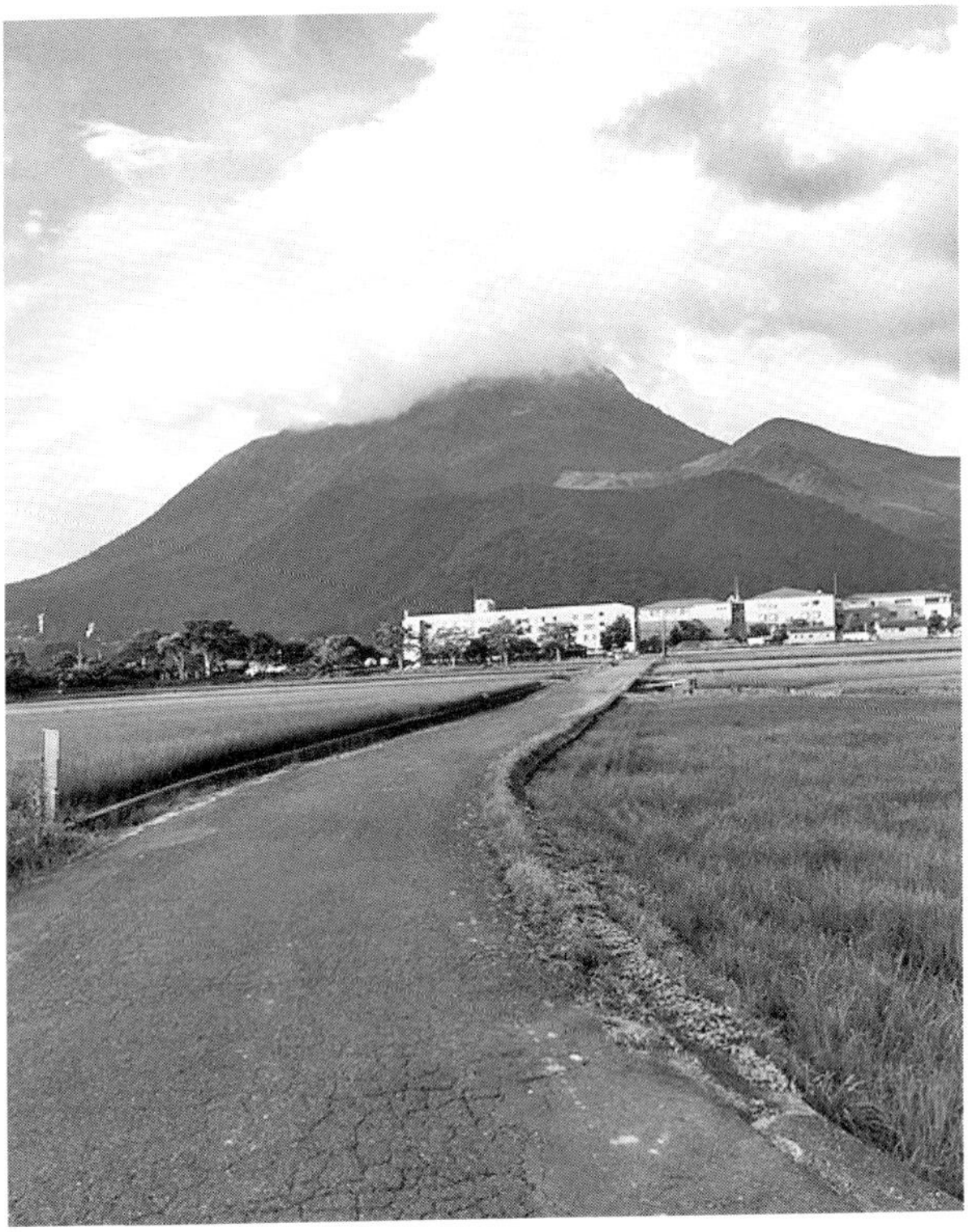

山荘　田名加の前の道から由布岳を望む

見る人

発表者＝枷場《はさば》　美穂
スーパーバイザー＝三木　浩司

枷場　患者さんとその奥様との関わりのケースです。とても印象深いお二人だったので記憶に残っていたということもあるんですが、このお二人との関わりが、その後の私の、患者さんとご家族に関わるときの自分自身の立ち位置とか、どんなふうに見ていくかというときに影響をあたえてくださっています。

最近、臨床が慌ただしくて、自分が何をしているのかわからなくなるような感覚があって、それにいろいろと音を付けてみると、キシキシ……。すごく胸がミシミシするような感覚にずっとなっていて。その中で、臨床で大切にしていること、緩和ケアに携わる心理士としての原点に立ち返ろうと思いめぐらしているときに思い出したのがこの事例でした。それで、きっと自分の中で大事なことを何か思い起こす事例なのだと思い、今回持ってきました。

患者さんは六十代男性で、奥様はひと回り下の五十代、お子さんはおられません。

六十代男性、声門がん、喉頭全摘。化学療法、放射線治療など三年目。緩和ケアチームの介入。妻は五十代。子どもはいない声門のがんで、嗄声《させい》が出てきてから三年くらい放っておいて、結局診断がついてすぐに喉頭全摘になり声を失いました。そこから化学療法や放射線治療を行って三年目に、タキソテールで治療をしている間に痛みが強くなって緩和ケアチームが介入になりました。ご本人の様子に合わせて奥様がすごく揺れる様子だと緩和ケアチームの医師が感じて、チーム回診時に心理士を同行させて患者さんと奥様のサポートに入ったほうがいいという感じで依頼が来た事例です。奥様も乳がんのサバイバーで、術後三年目を迎えるという状況でした。

そういうわけで、最初は心理士だけでというかたちでなくて、あるときから緩和ケアチームの回診に付いていくかたちになって、自然にフワッと始まっていったケースでした。

奥様とも話し、患者さんご本人とも話し、ご本人が亡くなった後の一年二カ月後くらいの緩和ケア病棟の茶話会、これは患者さんを前の年度に亡くされたご遺族の集いがあるんですが、そこに奥様が来られて一度再会することができています。

ご本人に一番最初にお会いしたときの印象は、そのとき私は回診に付いていっただけなので記録も書いてなくて覚えていないんです。退院して緩和の外来にも通うようになったときに、緩和ケアチームの医師がそのまま外来も続けて診ていたんですが、その医師がたまたま退職したりして、結局この方の場合、緩和で付き合う医師が三回

写真家

オシャレに見える奇抜な格好

電気式人工喉頭

替わっています。最初の医師への信頼が深くて、二人目が本当に合わなくて、三人目はどちらかというと担当医の先生のほうがこの患者さんに惚れ込んだという関係性にありました。

ご本人の仕事は写真家で、東京でバリバリと活躍され、がんに罹患するより前に、某県の海に面する地域にお住まいになっていました。

三木　仕事は？

枷場　仕事は受けてできるものをポツポツと続けながら、フリーランスのようなかたちでされて、私が出会ったころは、そういうふうなお仕事はできる状況ではなかった。外来に来るときも、微妙なバランスでオシャレに見える奇抜な格好で来られて（笑）。

三木　奥様も微妙なバランスなんですか？

枷場　奥様も、奥様のほうが、ああ、こういうファッションあるよねという感じなんですけれど、色とか素材にこだわりがある感じの。

三木　なるほどね、そういう感じがしますよね。

枷場　最初はフワッとしたかたちで始まって、私は緩和ケアの外来に同席というかたちで始まって、夫婦の漫才のようなかたちで、すごく二人ともよく話をされる方で、そこにずっと同席するということを……。

三木　全摘になってどんなふうに話を？

枷場　電気喉頭（電気式人工喉頭）で話をされていましたが、まったくそれにめげずに、結構よくしゃべっていらっしゃいました。

ただ、奥様のサポートのために心理士が入るという流れは患者さんも感じておられるので、緩和ケアの外来に来るときに奥様が立ち止まって心理士に向けて話をされていると、ご本人は先にスッと立って行かれるという様子がありました。奥様は、「力が抜けないんです」とおっしゃっていました。「力一杯彼のことを全力で支えようと思うと、私は力を抜くことができない」ということと、「私は知ることはまったく怖くない。知らないほうがずっと不安だから詳しく説明をしてください。そして彼もそれを知るべきです」と。

三木　彼のほうはどうなんですか？

枷場　その後の話にも出て来るんですけれども、彼も積極的に医療者とコミュニケーションをとる方で、知ることに関しては好奇心もあって、訊きたいけれども、ただ繊細な人で、訊くたびにザックリと傷ついてしまうタイプの方でした。その傷ついているご本人を見て、奥様がイラーッとされる。

三木　えっ、イラッとしたんですか？

枷場　はい。ご本人に「強くいて」と。「自分で知ろうとして知るべきことを知っただけなんだから、強くいて」と結構おっしゃるような。

三木　フォローには回らないんですね。

枷場　叱咤激励の感じなんですけど、ただ単に頑張れというのではなくて、「これは私たちの使命なのよ」というような。奥様はわりと出会った最初のころから、「患者は自分の体のプロだからね」ということを、奥様の表現で言って、ご本人が「ウン、ウン」と言っているような感じでした。

三木　それで医療者は、奥さんにフォローがいるなと思ったんですよね。

枷場　医療者の目には、ご主人の状況に対して奥様が情緒的に揺れている印象がある方でした。

三木　なるほどね。両方しないといけないから大変ですね。

枷場　はい。そこが、その後の関わりに影響していきます。

三木　そういう場合に、二人の心理士がそれぞれに付いて、という話には?

枷場　そういう話は出ませんでした。

三木　僕は分けるよりもそのほうが好きなんですよね。よく分けちゃうところがあるから。だけど逆にいうと一人で全部やらなきゃいけないから大変ですよね。

枷場　そこは基本的なスタイルで、患者さんと家族を分けずに担当者は両者に関わっていて、ケースにもよりますが、お互いに心理士が入っていることを知っているという状況の中で、両者に関わるということでずっと続いています。これは、心理士が一人しか勤務していないときも、複数のときも同じスタイルです。

三木　そのほうがいい気がするんですけどね。うちの病院も長い間一人しかいないから一人で回さないといけなくて、結構大変なんですけどね。分けて話を聞きましょうということになると、結構ズレてくる感じがしますよね。特にご夫婦のときはですね。

枷場　はい。

あるときの外来のところで、そのころはまだ治療が続いている状態なので、主科に行って緩和の外来に寄ってという中で、五月くらいの季節だとして、主科の医師が、「次の年の桜を見るのはもう難しいくらいの状況に来て、ギリギリのところで治療をやっているからね」ということを説明して、それを聞いて奥様がすごく動揺されました。それでも最後までこの人を支えていくんだということを話されるんですけど、そのとき初めて「実は、母もがんでした」という話を、ご本人が先に歩いていかれて、残って心理士と二人で話しているときに言われました。

三木　奥さんのお母さんも、がんだったんだ。

妻の母親は治療を受けずに、潔く格好よく亡くなった

枷場　はい。余命三カ月と言われて四カ月生きて、ギリギリまで家で過ごして、すごくしっかりしたお母さんで、最後の最後に入院してパッと亡くなったという経過を辿った。そのお母さんが医療職の方で、看護師さんだったんですけれど、「体を悪くするだけの抗がん剤はしません」と言って、「手術適応がないならそのまま過ごします」と決めて、本当に治療を受けずに四カ月で亡くなって。そのお母さんの姿が奥様のモデルのようなかたちになっていて、潔く格好よく亡くなっていくお母さんだったということが、そのときにわかります。

三木　奥さんには、きょうだいはいらっしゃる？

枷場　奥様にはお兄さんがいらっしゃるようですが、私はごきょうだいの話を聞くことはなかったです。

三木　何かそんな感じですよね。お母さんはすごい人だけど、家族全体という感じがあまりせん人ですからね。一人で頑張ったお母さんと、一人で頑張ったこの人みたいな感じで。

枷場　ご本人も、妹さんがいらっしゃるようですが、病院には全然登場されなかった。仲間はいっぱいいて、カメラマン仲間とか、不思議なお友だちがたくさん、後々。

三木　臨床は結構こんな話が多いんですよ。家族が薄くてね、お友だちがいっぱい出てきてね、という感じがしますね。

枷場　お母さんの話を聞いたときに、すごく格好いいお母さんなんですけど、奥様にとっての「喪の作業」がまだ完了していないのだろうなという印象を受けていました。お母さんと患者さんご本人が二重写しになるけれども、お母さんとは明らかに違う経過を辿っていく患者さんご本人……。ご本人の闘病とともに歩むこととパラレルに「喪の作業」が進んでいくように見えていました。

三木　いい感じですよね。
お母さんが亡くなったのは、だいぶ前なんでしょう？

枷場　それがそう前でもなくて、奥様の乳がんがわかって治療している期間と重なっているんです。そんなに遠い別れではないです。

（妻の母親と妻と夫）みんなが同時にがんになって、それぞれ進行があって

ＮＨＫの取材が入る

電気喉頭でしゃべる姿を見て……「案外自分はいけてるな」

三木　ああ、そうなんですね。ならば痛みのコントロールは結構できたのかな。それくらいの処置はされたんですよね。

枷場　はい、そうです。

三木　奥さんは大変でしたね。自分も乳がんになるし、お母さんもそれだし。そのときはご主人は違った？

枷場　重なっているんです。みんなが同時にがんになって、それぞれの進行があって、一人は早めに亡くなった。奥様が一番長く生きていかれるだろうと。

独特だったのが、たまたまご本人の入院中、病院にＮＨＫの取材が入って、ご本人もテレビに映っているんですよ。自分自身の本名で、顔も出していいですといって。緩和ケアチームの特集もあって、痛みの緩和には医療者との関係性も重視される、というテーマの番組だったと記憶しています。この患者さんと他に、栗原（幸江／当時、同病院心理士）さんも関わっていた、すごく若い、それもまた非常に独特な経過を辿っている患者さんも出演されました。ちょうど私が関わるようになってきたころに取材を受けていたという経緯があるんですけれども。

そこからしばらく経って、外来に通っている間にその番組が放映されて、そこに映る電気喉頭でしゃべる自分の姿を見たときに、この方はショックを受けるのではなくて、「案外自分はいけてるな」と思ったそうです。

三木　よかったね（笑）。

枷場　この方は声を失ったことをつらく思っていることを周りに見せないようにしながら、電気喉頭ですごくしゃべっていたんですけれども、自分の声を忘れたくなくて、摘出前に録音した声を病棟でひっそりと聞いていることがありました。ダンディーなお声だったようです。私はその声をお聞きすることはなかったのですが、そういうふうにされていた方が、自分の姿を見て「いけてるんじゃない」と思われた、そのときから、ご本人の身体状態としてはしんどさが増してくるような状況に、痛みが増してくるような状況になっていました。でもその、客観的に自分の姿を見て「結構いけてる」と思えたので、外に向けて自分自身がどんなふうに届いているのかというのがわかったから、なんとかやれるだけのことをやって、自分自身に向き合ってやっていくのだというふうに思いを強くされたという状況です。

　特徴的だったのが、ご本人が語っていると同じ話題を奥様も語られるのですが、お二人が同時にバーッとしゃべり出すということが、このころから増えて。そうすると、ご本人の言葉を担当の先生が聞いて、奥様の言葉を心理士が聞いていて……。

三木　並行して同時に？

枷場　はい。ワーッと、ミュージカルで違う歌詞と違うメロディーで歌いながら同時に盛り上がるみたいにバーッと。邪魔している感じではないんですけど、でも同時にしゃべるなあ、このご夫妻は、という状況になっていました。その状況と、信頼していた緩和ケアの医師が退職する時期が重なって、「先生には感謝している。本当は最後ま

違う歌詞と違うメロディーで
歌いながら同時に盛り上がる
みたいに、同時にしゃべる

で診てもらいたかったんだけど」とずっとおっしゃっている状況がありました。

三木　退職されて繋がりは完全に消えるんですね。

栁場　はい、関わりは。その出会いが大きかったようで、その後もずーっとその医師の気配が、ご本人と話しているとある感じでした。

ちょっと複雑なんですが、そのあと外来を引き継いだ医師は、ご本人の様子に大変惚れ込んだ医師で、ただ途中で入院したときに、緩和ケアチームを受け持っていた、別の医師が担当したんですが、この医師とは本当に決裂してしまっていたという……。

三木　だけど同時並行で、決裂した医師とそうじゃない医師がいたんだ。それは救いでよかったですね。

栁場　はい。

三木　嫌いな人は「強弁的な嫌な奴」と受け取ってしまうかもしれないですね、この人は。「裏があるかもしれない」とか、あれをダンディーだとか自分で言ったのも、何か企んでいるんじゃないかと受け取る人はいるかもしれない。

この患者さんはそんな複雑なことを考えそうにないと思うけどね。だけど、そこを勘繰っちゃったりすると、「この人は自分には本当のことを言わない」となるかもなと思って。すれ違ったまま。

それを本当に「この人はそういう人よね」と思った人からしたら、とてもいい人ですからね。ふだん裏表もないしね。ここで意見が分かれるところでしょうね。

妻のことを「最後までよろしく頼むね」
「僕がどうなるかを最後まで見ていてください」

栁場　いったんご本人が駄目と思うとバッサリと切る感じなので、関係が築けなくてご本人が一回切ってしまった医療者は、本当にそのあと難渋する感じの……。

三木　そうでしょうね。そのまんまでしょうからね。心理士は切られなかったんですね。よかったですね。

栁場　私は何か不思議と切られなかった。なぜ切られなかったんだろうというのもたぶん私の中にはずっとあって、それを考え続けてきているケースなんですが。

折りあるごとにご本人が、奥様のことを「最後までよろしく頼むね」というのと、「僕がどうなるかを最後まで見ていてください」というふうに言われていて。「見ている」ということを、一番役割としていただいたんですね。何かサポートしてくださいとか、支えてくださいとか言われてなくて、「ずっと見ていてください」と。

三木　そうなんですよね。

栁場　「見ていて」というのが、どういうことだろうと思ったのもありますし、その後もこの方だけではない別の事例で、私が「見届ける」とか「見ている」とか、「歩いているのを必ず見ています」というふうに、患者さんや家族に伝えることが増えていった、その起点になった方たちだと思います。

「見ている」というのは、ご本人はカメラマンなので……。不思議なんですが、本人は声を失って電気喉頭でしゃべっているんですけど、でも彼は写真という表現を持っていて、「聞いてください」ではなかったんですよね。何というか……。

三木　「見ていてください」でしょう。

枷場　はい、その「見る」ということはどういうことだろうというのを、そこからずっと考えているのと、関わっていると、この方もそうなんですけど、映像が流れるというか。

三木　そうでしょう。そういう人なんですよ。我々でも見ますよね、レントゲンとかＣＴ、ＭＲＩ、標本とか。ああいうのはただ見ているだけですよね。この人は写真で人との繋がりとか、見ることでちゃんと繋がるわけで、我々が見る診断のための映像と、この人の撮っている写真とは全然違うもので、たぶんね、医者としてこの人を「患者として観察する」とかになると怒るだろうね、この人は。

枷場　はい、ちょうどその写真の話が後々出てきます。

三木　一貫しているね。いい人ですね。

枷場　外来でしばらく来られていたんですが、どんどんご本人の痛みが増してきて状態が悪くなると、奥様が「これからどうなるんだろう」というのと、「全部知っておきたい」というのと、「彼にしっかり患者のプロであってほしい」というところで、すごく揺らいで、ご本人に奥様がどんどん厳しくなっていき、声をかけると奥様がブワーッと泣いてしまうのを、ご本人は後ろで感じながら先に歩き去って行く。こういうことが続いたのち、痛みがすごく強くなったので放射線治療になります。

三木　ちなみに痛みには何を使っていたんですか？　飲み薬とか飲めますか、この状況で。

「彼にしっかり患者のプロで
あってほしい」

難渋する痛みに対して、……
オピオイドローテーションに
入る

伽場　この時期は、難渋する痛みに対して、緩和医療科の担当医が薬剤調整を行っていました。オキシコンチン錠60㎎／日からオピオイドローテーションに入り、ＭＳコンチン錠120㎎／日へと変更しています。疼痛時のレスキューとしては、オプソ内服液10㎎×２包／回が処方されていました。

三木　このへんの痛みだから鎮痛補助薬もいっぱい使っていたでしょう。それをやればやるほどさ、エビデンスもあまりないわけで、奥様のほうもすごい困ると思うね。

緩和ケアとか、一つだけで痛みが止まってくるような人とかは、エビデンスもあるし説明がつきやすいけど、鎮痛補助薬とかいろいろと入る人は泥沼化する可能性があって、大体、うちにはその泥沼化した人が回ってくるんだけど。そこで家族はつらいのよね。やっぱりうちの場合は精神科が絡んでいるのがいいなと思うのは、ここからですもんね。ここからがやっぱり、薬じゃないと思うんですよね、緩和ケアはね。ステップ３まで行ってどうするとかいう、あれでは効かない世界にたぶんこの人は入るんだろうなと。

伽場　そうなんです。喉頭部の痛みはもともとコントロールが難しいところに、信頼を置いている医師はご本人とコミュニケーションをとって、ぴたっと調整を合わせてくる感じがあったんです。でも、病状も進んで難渋していて、次に放射線治療のために入院したときになかなか痛みが治まらず、前任者の退職後に別の医師が緩和ケアチームの専従になっていたのですが、最初からコミュニケーションの不協和音があって、ご緩和ケアチームの回診中……
（手帳を）手に取って見たら、
本人が激怒

時間をおいて訪室

「踏み込まれた」

本人が全然話が伝わらないと感じておられる雰囲気がありました。

この方は手帳に細かく自分自身の状況や経過を記録していて、見開きで表も作っていました。あるとき緩和ケアチームの回診中に、その表がテーブルに置いてあるのを薬剤師さんが何げなく手に取って見たら、ご本人が激怒して、「見るな！」って。それからまったく話ができない状況になって、早々に緩和ケアチームが退室したということがありました。なんとなくチームメンバーの受け止めは、「気難しい人だよね」というふうになってしまっていて。

三木　いや、気難しい人ではあるんだけど、そうやって踏み込まれたら誰でも怒るよね。

枷場　そう、その言葉の通りでした。すごく気になって時間をおいて私が一人でご本人のところに行ったら、すごく険しい顔をされていて、「今日はご機嫌ななめだからね」と、体調が悪いからとはおっしゃったんですが、チームの回診の状況があったので「それだけですか」と訊いたら、そこで「踏み込まれた」って。

三木　そうでしょうね。

枷場　「双方向という感じがしないことはすごく嫌なんだ」と、「ひとこと断ってくれたら、僕はアートに関わる人間だから、見せていいものは必ず見せるんだけど、勝手に触れられたことがすごく嫌だったんだ」ということを、結構バーッとおっしゃって、そして「本当は僕は笑って面白い人だっていう姿だけを見せておきたかったのに、ああ言っちゃったー」ということも言われたんですね。だから、訊きに来てよかったのか、どうかなと。

三木　いや、これはメチャクチャ有難い話ですよね。そこまで信頼してくれてるんだから。

枷場　ああ、そのときの私は、信頼してもらっているかどうかはわからなかったんですけれど、「ああ、そうだったんだな」と受け取って帰ったんです。心理士から緩和ケアチームの医師にご主人の言葉を伝えたんですけど、ご本人の思いがチームの医師には全然伝わらなくてですね。

三木　そこは難しいところですね。緩和ケアの先生の立場は難しくて、神田橋先生が、「このごろの精神科医はＤＳＭ（米国精神医学会の診断基準）が出てきて、何でも対応がわかる気になってしまって、発達障害みたいな人が増えました」というような話をされていたけれど、緩和ケアの場合はもっとマニュアル化される可能性があって、「これで治らなかったらおかしい」という感じになっている先生が時々おられますものね。

　やっぱり医師主導で治療が進むと思っている方は多いんですよ。たまたまその先生はそれでうまくいっていたんだろうし、そういうケースも多いとは思うんですけどね。そういう先生にとっても、この方はひとつ山だっただろう。どう越えるか。

枷場　先生も苦しんでおられました。でも、ご本人の言っていることはその医師には伝わらないので、関係性の修復はもうまったく図れないままになってしまいます。

三木　やっぱり一人で緩和ケアをしているとつらいと思います。こんなときにスーパーバイザーがいればね、「先生、そんなに頑張らんでいいよ」と言ってくれるだけでちょっと下がれるんだけど。必死になって薬を入れているのに「痛い痛い」と言われてへこむし、しかもそこで怒られるし。

　厳しいですよね。耳鼻科とか、ひょっとすると緩和ケアを含めた身体科の先生は一所懸命痛みを止めようとされるけど、場当たり的で先の展開がまったく目に入ってないことがあるんですよ。主治医はだいたい若い人で、指導する部長は緩和ケアを担当しているわけではない。痛み止めなどは主治医に判断が任されているので処方は出すけれど、効かないと増量するしかなくなって。

　心理的な面などへのアドバイスをする人がいないと、患者さんの訴えと、他に手段がないことの板挟みになってしまう。心理的なことも痛みに大きく関係するといったアドバイスが得られない状況になりやすい。そんなアドバイスをするのが、僕の仕事なんだろうなとは思っているんだけどね。

枷場　そこからいったん退院になり、緩和ケアチームの医師にとっては失敗事例の感覚のままに終わりました。

　ご本人はそのエピソードを奥様に話しておられました。退院前に私が行ったときに奥様からお声をかけられて、ご本人が「あの子が来たよ」と話しておられたんですって。「〝僕は怒ったけど、別にその場だけのつもりだったら、あの子がそのあとに来たんだよね〟と言ってたんだけど、こんなやりとりがありましたか」というふうに、確認されるようなかたちで訊かれて、私は「そうなんです。後でうかがってよかったのかなと思ったけれども、私はどうしても気になって訊きに行ったんです」と奥様にお伝えしたら、ここでもう一度、「患者は自分であることのプロだから、やっぱり伝えないといけない。伝えるからには誰かにそれを持って帰ってもらわないといけないから、最後までお付き合いください」と言われて、その最後というのは亡くなるそのときまで、ということなんだなと改めて感じた中で、退院されていきました。

三木　そのとき、後でうかがったという判断は適切でしたね。それは本当によかった。後からトラブルになるときは、やっぱりそこで訊きに行ってないんですよね。トラブルになることも困るけど、なにより治療にならないからね。だからとってもよかった。でも行くのは大変だよね、そんなときね。

枷場　決死の覚悟で行った感じはありました。

退院されて外来になるんですが、そのころにＮＨＫで放映された番組でご本人と一緒に出ていたもう一人、ご本人より若いその方が亡くなったことを知って、患者さん同士の直接の接触はなかったんですけど、ものすごくショックに感じられています。

そのころは肺のほうへ転移が広がってきて、「息が吸えない感じがする」と訴えておられて、葛藤しながら酸素を導入するということになりました。そのころ、息を吸おうとすると苦しくなってきたので、電気喉頭を使わない姿になってきました。筆談だと途中で疲れてしまって、ワーッと書いてシューッとなるというのが繰り返される

夫が話すと妻が同時に同じ話題をミュージカルみたいに展開する

ようになっていたのが、酸素を使ったらまた電気喉頭を使うようになって。そうすると外来でまた二重奏のように、ご本人が話すと奥様が同時に同じ話題をミュージカルみたいに展開する、というのが再開されます。

三木　面白いね、溶け合ってるのか、いないのかわからない。

枷場　そうなんです。仲がいいのかな、悪いのかな、と。本当に同時にしゃべり出されるので。でも不思議にミュージカルで、別の話題を話すわけではなくて二重奏でバーッと進んで、それを同時に聞いているという。

三木　内面化しないですよ。内面で繋がるとかいう感じは全然しないでしょう。

枷場　ああ……。

〈この時の私は、「内面で繋がるという感じがしないでしょう」というバイザーの言葉に多少戸惑い、吟味する心境になっていました〉

三木　以心伝心というんじゃなくて、「言わんといかん」というか。

枷場　そうです。

〈ただ私は、「言わなければならない」という厳しい使命感を持たれているが、内面の繋がりは深く強いご夫妻であることを感じていました〉

三木　よく似たお二人ですね。パッと見ただけでわかったりはしないんですね。奥さんも最初から全部言う。

枷場　言って表現することが使命であるというところもあって。表現したことをお互いに

身体状態が悪化して再入院
オオイヌノフグリの写真

緩和ケア病棟に移って二カ月後、逝去

理解し合うのが大事だというスタンスです。

そのミュージカルみたいな外来が続いて、身体状態が悪化してきて入院になりました。入院になって初めて、自分の作品の花の写真を持ってこられました。オオイヌノフグリとか、小さな、雑草といわれるような花に焦点を当てて拡大して。自分でカメラを改造して、花が開く瞬間を本当に淡い色合いで、輪郭がぼやけた感じで、ただその花が浮き上がってくるような写真を撮っています。

三木　写真自体は大きいんですか。

枷場　はい。こういう大きいところにオオイヌノフグリが一輪。水彩画みたいな色合いで現像されています。「たくさん写真を撮ってきて、僕が最後に行き着いたのがこの写真です」ということを話されていました。「こういう小さい花は失敗すると一年後まで撮れないんだよね」と。「こういう花の、この瞬間を撮ることを、僕は次の時代に伝えたいんだ」ということを話されて。

このころ、もうカメラを持てないくらいに筋肉が落ちてしまって、「この写真が僕のライフワークになるんだ。最後のライフワークなんだけど、もう二度と撮ることができない写真」ということも語られます。肝臓の転移もどんどん大きくなってきて、触れると腫れているのがわかる、という状況もあります。

この入院から最後まで、そこから二カ月、退院することはなく途中で緩和ケア病棟に移って亡くなりました。

三木　緩和ケア病棟のドクターとはうまくいった？

枷場　はい、そのご本人の作品と人柄に惚れ込んだ医師に。この医師は外来通院をされていた時から担当していて、緩和ケア病棟に移ると、主科の医師からこの医師に完全に切り替わりました。緩和医療科の中では三人目の担当医となり、外来のころから関係性ができていた医師です。

三木　ああ、よかったですね。

枷場　二番目の緩和ケアチームの医師とは、二度と会わなくていいくらいの状況になっていたので、院内にいても会いに行こうとはされませんでした。その緩和ケアの医師にとっても傷つき体験になってしまい、ご本人とは会われなかったです。

ただ、この入院の最初のころは、まだ緩和に専念する方向にはなっていなくて、ギリギリ積極的な治療をご本人は希望しながら入院してきて、もう緩和に専念しましょうという流れになるという……。

奥様の、この先に起こることを全部知って、知っていることに対して準備をして表現していくことへの強い思いと、それが難しくなっていく患者さんの、少しこう、お互いにつらいという状況。体が弱くなっていって、それに伴って「弱気虫」いう表現をご本人は使われたんですが。奥様は、ギリギリのところで決めるのでなくて、前もって全部段取りをして、自分自身はこういうふうに全うするというのを彼に表現してほしい、と。

グレーのジャージを着るよう
になって……

三木　だけど、そうはいかんでしょう。

枷場　そうなんです。奥様は、ご本人に絶対に聞かせたくないと言っておられたはずの、「死ぬ」とか「死んでゆく」とか「死にゆく過程が」という言葉をご本人の前で多用されるようになっていって、それがご本人の、本当に体が無くなっていくんだと感じる不安と、ちょっとこうピタッと一致しなくなってしまう。

三木　さっきみたいなものですね。本人が言っているのに奥様が後ろでずっと言っていたりするような。同じようなエピソードですよね。

枷場　はい。この入院中に緩和に専念する方向になっていくんですけれど、患者さんとしては結構そこは苦渋の思いの中で、何とかとつないできた治療への思いを断ち切っていくところがあったんですが。奥様の中では、全く抗がん剤を使わずに見事に全うしたお母さんの姿というのがまた出てきて、彼に格好よくいてほしいのに、格好悪くなっていってしまう患者さん……。

　このころ、患者さんの服装も変わってしまって、それまでは奇抜な色使いだけどご本人が着ている限りはオシャレに見える服装をされていたのに、グレーのジャージを着るようになって、その外見としても奥様が望む「格好よく全うする彼」ではない。

三木　服はどうやっていたの？　彼が調達していたの？

枷場　たぶん、もともと持っておられるものを着ていたと思うんですけど。本当に絶妙なバランスで、他の人が着たらかなりよくわからないなという色合わせというか柄合わせで。

三木　よく奥さんが持ってきて着せちゃうじゃん。

栁場　そこはご本人が選んで。

三木　あれは面白いよね。最近見たおじいちゃんは、いつもピンクとか水玉のパジャマを着ていて、なかなか可愛かったですね。娘さんが持ってきていたんですが、すごく可愛いのばかり着せられて。それは面白かったんですけど、やっぱり病衣って違うよね。そのおじいちゃんは、せん妄バリバリのときでもピンクのパジャマを着ていて、みんなに人気があって。でも、この人はやっぱり自分でそこは選ぶんですね。

栁場　はい。選んでいた方が、どうでもよくなってしまったというか。

三木　だけどそこに奥様が、「それは駄目」と言って自分で着せたりはしなかった。

栁場　それはしなかった。

奥様はご本人に「こういうのを着てほしい」というのではなくて、全部本人に選んでほしい、格好よくあってほしい、自分で自分の道を選び続けてほしいというところがあって、だからグレーのジャージを選んでしまうなら、それはそれでと。

三木　本人の意思そのものが格好よくないといけないわけで、見かけだけを格好よくしたってしょうがないと奥様は思われたわけですね。

栁場　グレーのジャージを着るとともに、ご本人の雰囲気もグレーになっていって、すごく不安を訴えるように。

二人とも内面を外在化させるのが上手い

三木　二人とも内面を外在化させるのがすごい上手よね。

枷場　そうですね。

三木　しかも、それに干渉しないでしょう、奥さんが。それを変えてしまったら怒るやろうね、本人はね。「表現手段まで奪われた」って。絶妙な夫婦ですよね。

枷場　そうですね。

　ご本人の不安が、周りから見ているととても自然だと思うんですけれど、奥様は「いずれ治療が効かなくなることもわかっていたはずなのに、なぜそんなに動揺するのか」ということと、「そこにとらわれずに、とにかく限りある時間を全うしてほしい」ということを言っておられました。あるとき、奥様が病棟にいなくてポツンとホールに座っておられるところに出会ったら、「ちょっと話せますか」とおっしゃって、「すごく不安な彼を見ているといろいろ心配になるし、限りある時間を全うしてほしいんだけれども、でも彼のあの素直さはうらやましいんです」というふうにおっしゃいました。

三木　その奥さんのお母さんがすごーく変な人だったからさ、そんなことになってしまったんでしょうけど、奥さんのほうはかなり普通の人だったのよ。だから、すごい変わった人の真似はあまりしないほうがいいんだよね。才能というものがあるからね、人間は。だから普通の奥さんでよかったね。

枷場　そのときに「どう思いますか」と訊かれて、私も悩みながら、「自分の残された時間が少ないということに、患者さん本人が真っすぐに淡々と向き合うことを求めるのは、ちょっと厳しいかもしれないですね」というようなことを返したときに、泣かれたんですけれども、「ありがとうございます」って。そして「あなたはプロだからね」って、「そういうふうに返してもらえるこの時間が有難いの」と言われたんです。

　ずっと奥様からは「患者であることのプロだから」というような言葉を聞いていたし、でも私はそのころスタッフになって一年目でいろいろ迷っていたのと、プロだと言われることへのためらいみたいなものとちょっと葛藤している時期で、まさか、「患者であることのプロだから」というように、すごく厳しい目を持っている奥様に「あなたはプロだから、あなたがそういうふうに意見を言ってくれることに」と言われたことに、そんなすごい意見を言ったつもりはなかったので、ちょっとびっくりして、記憶の中に刻まれる一言になりました。

三木　やっぱり、この奥さん自身は本当に気づかされて、有難いと思ったんですよ。モデルはお母さんしかいないから。お母さんのようなことは普通の人はできないよね。だけど、いろんな人がいるんだというふうに目を開かせてもらった、という。

　お母さんがモデルで、同じことをしなくちゃいけないわけじゃないですか。でも、その人がその人のプロだって、この人は言っていたでしょう。お母さんはお母さん、この人はこの人。やっぱり自分に合ったことをしたほうがいいですよね。そういうところで目を開かせてもらって、やっぱり違うなと思ったんだろうね。だけど、それは

ずっと流れを見ていて「そのとき」というのはある

この人自身が随分それを思っていたわけで、そこをタイミングよく押してあげたんでしょうね。

ご主人にそんな無茶苦茶なことを言ってねえ、「格好よく」と言ったって生身の人間なんだから、そうはいかないというのは思っていて、でもお母さんみたいにというのが理想かもしれないけど、それを悩んでいるときにすごくいいタイミングで。これもさっきの話と同じで、ずっと流れを見ていて「そのとき」というのはあるからね。ただ、さっきの、最初のキシキシしてきたというのが、わかるけど、一年目ってキシキシしてなくてその流れが見えるからタイミングよく言えるんですよ。それが忙しくてキシキシするとそのタイミングがだんだんわからなくなって、えらいことになるから。人のことは言えませんけどね。

だから、日ごろから流れがわかるようにしておくというのはやっぱり大事です。そのころは、時間があって観察もできて、タイミングよく入れるんですよ。だけど忙しくなってくると、こっちがある程度意識して「ここを見ておかなきゃ」と思っておかないと、タイミングを逃してえらいことになるから。

だから、ちょうど今振り返って、比較してみるというのは意味があるんじゃないかなと思います。

枷場　ああ、そうかあ。有難うございます。

三木　だからタイミングのいい介入だったんです、ここは。このまま理想を目指していたら、ご本人は大変なことになってたと思う。叱咤激励ばかりで。

枷場　この時期は、奥様と話したり患者さんご本人と話したり、それぞれと話すということがずっと続いていきます。

患者さんご本人も「わかっていたことだけど、すごく混乱して、それぞれの理解が少しずつ違っていたことがあって、僕は彼女のために生きようとするんだけども、それが彼女に負担になっているということがわかる」ということと、番組の放映を見て「いけてるな」と思ったご自分の姿が負担になっていて。映像に残っているのでビビッドにみんなの印象にも残っていて。カメラの後輩の仲間からも「すごいね」とか「格好よく生きてるじゃん」と言われるけど、実際の自分はそこから経過して、全然格好よくはない自分になっているというところで、すごく葛藤しているんだとおっしゃいました。そして、話の結びは必ず「彼女のことをお願いね」、「見ていてね」というふうに。

三木　何かわかるなあ。さっきの、お母さんと同じように死んでくれというのを引き受けてあげんとさ、というのはやっぱり大変ですよね。そうなると番組の映像のままやっておかないといけないから、これはまた大変で。だけど人間は成長しますからね。ダメになったわけじゃなくて、成長して、そういうもんでもないということはあるわけで。お母さんはあんまり成長しなかったですけど。

枷場　看取りのときも、お母さんはみんなが到着するのを待って息を引き取るとか、格好よかったので、そこはずっと奥様の中で残ってしまった……。

三木　すごいね。それは才能。天才だ。だけど成長しなかったといえば成長しなかった。真似はできんよね。素晴らしいお母さんだけど、人に真似できないことはしょうがないもんな。そこはやっぱり、そんなにならんわなあとか、情けないなあと思いますね。

ということがだんだんわかってきて、「普通の人でやっていってもいいんじゃないかな」という雰囲気になっていくんじゃないですか。

栁場　そうですね……。

そこの、ご本人はご本人のかたちで終わっていくんだというところは、そこからもずっとあったような気はしますが。

三木　主治医だって、いい先生だと思うし、たぶん、そうあらねばならないとは思っていないんじゃないかな。「ジャージなんて着ちゃダメですよ」とか。

栁場　ああ、そうですね。

三木　写真はすごく尊敬するし、この人の生き方もちゃんと尊敬してくれるけど、ジャージなんかどうでもいいと思ってくれたら、いい支えよね。主治医の役割はそこだと思うんですよね。

栁場　そのころはまだ主科の主治医がいて、という状況ではあるんですけれども。ご本人の写真に惚れ込んでいる三番目の緩和の医師がその後、緩和ケア病棟に行ったときに主治医になっていくんですが。そうですね……。

手帳
本人が「見て、見て」と見せてくださって

いろんなことが書いてあって……、赤いボールペンでぎっしり

三木　ずっと完璧でいるわけにもいかんからね。さっきみたいにひっくり返るときもあるかもしれんしね。時と場合で人間って変わっていくからさ。一人一人違うし、その人の時間によって変わってくるわけで、そういうものよね。首尾一貫といったら格好いいけどさ、大変よ。

柳場　そうですね。でも首尾一貫していてほしいと願い続ける奥様なので、そこが大変で。
　患者さんの手帳の話がまた出てくるんですけど、ご本人が「見て、見て」と見せてくださって。病状が悪くなる前は記録が全然なくて真っ白です。「ここからどんどん記録が増していくでしょう」って、「これは僕が何を伝えたらいいのか、何を記録したらいいのかを考えるようになった記録で、どうなりたいのか、どうしたいのかがこの中に詰まっている」とおっしゃったんですが、状態が悪くなると字も乱れたり、記録がズレてくるというか、内容の時間軸がズレたり、違うページに書きはじめてしまったり、ということが出てくるようになる時期に見せてくださって、「どうするかを考えないといけないんだけど」と言いながら葛藤されている。

三木　何が書いてあるんですか？

柳場　本当にいろんなことが書いてあって、しかも色が全部赤で書いてあったんです。赤いボールペンでぎっしりです。

三木　今日何時に起きたとか、何を食べたとか？

柳場　そういう感じではなくて、お薬を使ったのが何時何分で、トイレが何時何分、仲間

「この僕の写真が緩和と同じだよね」

の誰が来たとか、自分は何を考えて、とか。パッと見るとページに赤でビシッと書かれてあるけれども、パズルみたいに綺麗に、たぶん一ページの中におさめるとか決めて書いておられて、そこが乱れて空白ができていたり。

三木　それを自分で見ると悲しいといえば悲しいよね。

枷場　はい。結構こだわっていたはずの、医療者が見ることに対しては一度緩和ケアチームで揉めたりしたこともあった、その手帳をバッと出されたのが、ああ何かすごくご本人の中で変化してきているんだろうなと感じて見せていただきました。

三木　奥さんと一緒に見たりはしない？

枷場　奥様は見ていると思います。このときは奥様がいないところで開かれて。

三木　じゃあ三人が一緒に見るということはないんですね。

枷場　はい。

そしてご自身が撮った写真をまたもう一度見せてくださって、「こんなふうに世界が見れるってことを僕はやっぱり伝えたい」ということをおっしゃって。「ああ、そうか。これって緩和ってことだよね」と。「この僕の写真が緩和と同じだよね」と話されました。

三木　うん、何か残っていくっていうのがね。

枷場　「この写真の、この名も無い花のこの瞬間って、一番綺麗なものを、それはそれとしてあって、ファインダー越しに見てその一瞬を切り取るようにする、それが緩和だ

「僕はここで、彼女が思う本来の僕の姿を取り戻せるようになると思うよ」

よね」ということをおっしゃって。この次の日に緩和ケア病棟に転棟されるんですけれど。緩和ケア病棟で担当医になったのが三番目の医師なのですが、患者さんの写真に対する思いがその先生の琴線にものすごく触れて、「彼と緩和の話ができた」と、先生の中に刻まれたようでした。

こうして緩和ケア病棟に移られて、転棟したその日にご本人が、「僕はここで、彼女が思う本来の僕の姿を取り戻せるようになると思うよ」と宣言されて、私は「そうなんですね」と受け取りました。

花の写真を、それまでは個別に見せていたのが、ご自分から緩和ケア病棟のスタッフみんなに見せるようになられて。あと、ちょうどご本人の部屋に入ってくる午後四時の光が、自分のアトリエに差す光と一緒だとおっしゃって、「彼女はたぶん、家でこの同じ光を見ていると思う」と。このころはメールも操作が危うくなったりしていたんですが、「彼女にまだ自分の言葉で伝えられていないんだけど、彼女と同じ光を見ていることが、この光が彼女に僕の状況を伝えてくれていると思う」と語られました。若干スタッフには「あれ、せん妄?」と受け取られている感じがあったりもしました。

三木　何でもいいですよ。せん妄とかいったって、ちゃんと意味はあるんよね。それを「せん妄だから薬を出さなきゃ」とかって。別に困らなきゃいいんだからね。それはいい話ですよね。

カメラが趣味の男性看護師と話すようになる

枷場　ちょうどたまたまカメラが趣味という男性の看護師さんが病棟にいて、ご本人はその人と話すようになるんですが、その看護師さんへの当たりがものすごくきつくて。

三木　やっぱりプロやから。

枷場　写真の話だけではなくて、彼にはちょっとした体の調整とかの違いを厳しく指摘して、その彼が、なぜ自分だけがここまで言われるのかとスタッフルームで泣くくらいの言われ方をしていて。何でだろうと相談を受けたんですが、私は「たぶんあなたを同じ光を見ることができる人だと思って託す思いがある。ご本人は自分が撮る写真を緩和だとも言っていて、緩和の看護師さんで男性で、すごく見込んでいるんだと思う」と。この患者さんはこれまでダメな人はバッサリ切っていたので、「大事な存在になっているんだと思う」ということを伝えました。

三木　内弟子みたいなもんでね、しごいてやろうと思っちゃったんだろうね。だけど、それだけ見込まれているわけだから、やっぱりその看護師さんを支えるというのはすごく大きいし、そういう一面をどこかに残していけるというのは、この人にとっても大きいよね。ただ奥様のために尽くすだけじゃなくて、芸術家として厳しい側面もあった人なんだということだよね。

（リフレクソロジーをするという）いかがわしい印象を受ける友人が来るようになって

枷場　選んでいらっしゃるんですけど、同時に、医療者から見るといかがわしい印象を受けるご友人が来られるようになって。リフレクソロジーをするという人なんですが、選んでいるはずの人がなぜ、この人の入室を許すんだろうと思ったんですけど。このころは下半身の浮腫が強くなっていたので圧迫療法のために作業療法士が入っていたのですが、その療法士にも、「あんたのやっていることは意味がない」と言うような人で。

ご本人が来ていいと言っているので病棟で止めることはできないんですが、その人が来ると病室が不穏な空気になるようにはなっていて。かつ、「僕が触ると治しちゃうけど、いい？」と言うような人で、そうすると奥様がワーッと落ち着かなくなられる。もう彼は治らない、治らないから最後まで全うしていくところを支えようと思っているところに、「治しちゃうけど、いい？」ということを言う。最終的には担当医が出入り禁止にしました。

三木　禁止にした。

枷場　はい。本当にこの人のことを信頼して仲がいいのかなあとわからない方で、この人が来ているときは私も病室の中に入らなくなっていたんだなと。

三木　昔からの知り合いなのかな。

枷場　どの程度前からかはわからないんですが、いつの時点で知り合いになったかもわからないんですけど。ご本人も来てくれて嬉しそうなわけでもない。

三木　そうでしょうね、向こうから来ると言ったんでしょうね。来たかったから来たんでしょう。いい人だから、入れちゃうんでしょうね。

枷場　私も絶対にその人には会いたくなくて……。

三木　邪気いっぱいだね。

枷場　あ、そうですね、たぶんそんなふうに感じていて、その方が帰った後で会いに行くとか、奥様に部屋の外に出てきてもらって話すというふうにしていたなと。

三木　奥さんは何か言わないの？

枷場　奥様はご本人に選んでほしいので、ご本人がダメと言わないので言えないけれども、その人の存在がすごくザワザワするものになっていました。

　患者さんにも、藁にもすがる思いがあったのかもしれないなと思うんですが。一気にいろんなものが悪くなっていて、呼吸苦とか、下肢浮腫もパンパンになっているし、痛いしというのが全部増していて、「ああもう終わりだ」とか、「しんどい」とか言われるようになっていました。それがまた奥様にとってはつらくて、「苦しさを耐えることを早く終わりにしたいという気持ちがあるのもわかるし、手を握って離そうとしないけれども、私だって不安で支えてほしいのに、彼は私を支えにしているから、彼にも頼れなくなっている」というつらさをおっしゃるように……。

三木　さっきの、これは枝葉の話でどうでもいいんだけど、友人のリフレクソロジー屋さんは、何回も同じことをしてきているんじゃないかな。それで最後に主治医に追い出されてさ、「主治医が入ってきたから治せなかった」と言えば宣伝になって儲かりそうじゃん。

枷場　そういうことを言いそうな人でした。

三木　たぶんそうでしょう。まあ、邪気いっぱいだね。

枷場　麻薬の使用に関してもいろんなことを言うようになったので、担当医が……。

三木　たぶん何回もやられている方じゃないかなあ。まあ枝葉のことですが。

枷場　患者さんがそういう状況のときに、奥様に三年目の検診が入ります。再発所見はなく、安堵されていました。患者さんご本人はこうしてほしいというのをうまく伝えるのが難しくなって、「何か違う」と頻繁に言うようになり、「その要求があまりに素直で真っすぐで、まさしく子どものように純真で、すごくうらやましい。私も同じなのよ、私も患者なのよと言いたくなってしまう」と奥様はおっしゃいました。

三木　奥さんは「何か違う」と言われたときにどうするんでしょう。

枷場　ご本人に合わせていくけれど「決まらないんです。ここでいいというところに全然ならなくて」と。でも、ご本人がいいというところまで付き合いたいというので、細かい調整を奥様は頑張ってやるんですけど、疲弊してしまって。誰が入っても、「ここ」というのがなかなか決まらないんですが、奥様は頑張っていて。応えてあげたいんだけれども、「彼は表現して私に言えるからいいな。私も本当は聞いてほしい」と。

三木　そのこと自体がコミュニケーションなんだろうな。「そこ」と言ってしまったら終わっちゃうしね。

枷場　だんだんせん妄が始まって、「僕は今、幻覚が見えるけど、どう思う?」と言われて、「私にはわからないですけど、そうかもしれませんね。怖い感じはしますか」と訊くと、「いいや、しない」というやりとり患者さんとをするようになっていくと、奥様が「そういう姿も彼は全部見てほしいと思っているんだけど、私は見届けるのがつらいし、私の歩んでいく道は、じゃあ誰が見ていくの」っておっしゃるような状況でした。

三木　それ以外の支えはないんだ、奥さんはね。大変ですよね、お母さんも亡くなったし。

枷場　そこがスタッフの間でも心配になってきていて、仲間の人は出入りしているけど、あくまでご本人の仲間で、奥様の支えは誰なんだろうと、どうも近親者が周りにいないようだ、というのがありました。

　患者さんはだんだん判断力もなくなってくるんですけど、「風」ということをおっしゃるようになって。「ちょっと風を感じたいから窓を開けて」と、その開ける幅も細かい調整が必要なんですけど、「僕の言ってる『ちょっと違う』というのと『ちょっといい』のとわかる?」と訊かれて、「この風なんだよ」と。それを言われた後に奥様と話すと、「私は彼の写真の中に風を感じるの」という話が出てきて、私は「ああ、このご夫妻は不協和音になっているように思っていたけど、なんだ同じ風を感じているんだ」というのと、前にご本人が転棟してきたときに「彼女も同じ光を見ていると思うから、たぶんこの光が僕の状態を彼女に伝えてくれると思う」と言われていたのが、腑に落ちる感じがあったのです。

　このころ、ご本人の写真をTシャツに印刷したものがいっぱいあるということがわ

「風」

同じ風を感じて、同じ光を見ている

本人の写真をプリントしたTシャツを緩和ケア病棟に展示

かって、緩和ケア病棟に展示しようということになって、スタッフが展示してくれたんですけども、アートに関わっているご夫妻なので、その展示の仕方が気持ちに沿わなくて、「見えていればいいというものじゃないんだよ」という状況になってしまい、飾らないほうがよかったかもしれないと（笑）。奥様が言うところの「風」を感じるような展示になっていなかったんです。

三木　いいよ、いいよ。スタッフは残念だけど、二人は自分たちがちゃんとしているのがわかるからね、逆説的に。他人がやるから「これダメだよ」というのがわかるからね。二人はちゃんとしているよね。アーティストなんだよね。スタッフは、ああ自分たちはアートの才能は無いなと思い知ってしまったけど。

栁場　スタッフには直接おっしゃらなかったんですけど、明らかに喜んでなかった（笑）。それでスタッフも……。

三木　がっかり。

栁場　はい、あと若干、「忙しい中でやったのに」という苛立ちと。

三木　プロの音楽家が入ってきたときに音楽とか演奏したらえらいことになる、みたいなものやん（笑）。これは後々使えると思いますよ。

栁場　そんな感じです。

　患者さんはだんだん状態が低下して、奥様も長く病室におられるようになって、泊まったりもされるようになり、私がうかがってご本人と目が合うと、奥様を指して

「来てるよ」って。

ご本人が最初のころに「最後まで見ていてね。彼女のことを見ていてね」とおっしゃっていたのが、そのころの私の中には「約束した」というふうに残っていて、奥様と話す声がご本人に聞こえていることも大事なのかなと思っていました。

病状の進行とともにせん妄になって、奥様が思っていた「静かに静かに意識状態のレベルが下がっていって」という、思い描いていたかたちとは、またちょっと違う状況になりました。

せん妄に対して薬を使うと寝てしまうところもあってという中で、奥様の言う格好よく全うするはずの患者さんが選ぶことができない状態になって、奥様は「こんなふうになるとは思わなかった」って、「少しずつ悪くなって旅立っていくんじゃなかったのか」と。それと本当に旅立ちが近いことも意識されて、「逝く人はいい。苦しみから解放されるから。だから彼にとって死ぬことは決して悪いことじゃないと思う。でも残っていく私はすごく寂しい。どうしても生きてほしいと思ってしまう」と。

うわごとのようにご本人が奥様に「ごめんなさい。嘘をついちゃった。間違っちゃった」と言うようになっていて、奥様は「私が『強くいなさい。最後まで人間らしくありなさい。あなたらしく全うしなさい』と言うことに対して、『僕はもうそれはできない。ごめんなさい』と言っているんだと思う。彼は嘘をつく人じゃないから」って。

「うん、あなたは心理士なんだと思うわ」……「全部わかる人だったらダメなのよね」

不思議なことに、そういう患者さんのことを話す中で、奥様は占星術が趣味だということがわかりました。「星の配置だからみんな決まった運命がある中で、でも自分でそれを選ぶというふうにしていくのよね」と。星座の何かをシートにするのを「作ってきてあげるわ」と言われて、「じゃあ作ってきてください」と、この奥様に作ってもらうのはいいかなと思ったのでお願いしました。

それと、そのときに「どうして心理士をしているの？」と訊かれて、「何ででしょう」と、私なりの何かを答えた……。何と答えたかは覚えてないんですけど、そうすると「うん、あなた心理士なんだと思うわ」と話されて、そのときに「全部わかる人だったらダメなのよね」ということを言われたんです。「わからないから訊くんでしょ？」と言われて、「だから、どこか鈍感なところがあるということが必要なんだよね。だって全部が見えちゃったら訊くことができなくなるから」というようなことを言われて、結構衝撃を受けて（笑）。

三木　違う商売になりますもんね（笑）。

枷場　ああそうか、どこかでわからないから訊くということと、「鈍感」という言葉を使われたと思うんですけど、心理士として自分がやっていくことの中に、ものすごく残ったんです。

三木　だから、そうやって問うことで、問われた本人が自問自答して、自分のことをわかって成長するというのが商売ですしね。「あなたはこうです」、「こうしなさい」と言ったら違う商売だし。だって、「何でかな?」と思うやん。「何でですかね」と二人で一所懸命考えて「ああ、こうだ」と。だから、そこだと思うんですよ。そこで、どこに鈍感か、というのがセンスの問題でね。

枷場　あ、たぶんそうです。そこを訊きたいけど訊けなかったんですけど。というか、そのときは衝撃的すぎて、まさか自分の話をされるとは思わないで行っていたので。でも、嫌な感じとか傷ついた感じではなくて、「ありがとうございます」と思ったんです。私は何だか持っていくものをいただいたんだなと思って。

占星術を書いて持ってきてくださったときに、この先の具体的なことは見えるらしいけど何もおっしゃらずに、「まあまあ大丈夫じゃない」と言われて、わりとザックリしているなと思ったんですけど(笑)、「大丈夫、人には出会うから」と言われて、これも結構衝撃で、どういう意味だろうと。「まあ大丈夫じゃない」と思っているのが不思議だなと思って。

その話をするときには少し奥様らしく生き生きされる。それ以外の話のときは本当に泣いているという状況でした。

私にもすごく話をされるなと思ったら……、あ、そうそう、甥っ子さんがいらっしゃったんです。奥様のでなく、患者さんのほうの甥っ子さんなんですが、その方から奥様の声のことを「低くなりすぎない少し高めのトーンで、癒しの力があるよね」と言われて、「その声を聞いてもらっていたらいいのかなと思うので、話すようにして

患者の甥が来院

妻の声のことを「低くなりすぎない少し高めのトーンで癒しの力があるよね」と

「私の声が聞こえていたほうがいいと思うので、少し話しますね」

「ああ、一番いい目をしている」

います」とおっしゃって、それで自分の気持ちだけじゃなくて話すことがふくらんで増えていたのだなと思いました。患者さんご本人は本当に状態が悪くなられていたので、奥様と話している声を、ご本人が聞いておられることを意識しながら最後まで。でも、このとき声の話をされたけど、私は「聞く」というふうには思わなくて、ただ「見て」いこうと思っていました。その後も、本当にご本人の状態が悪い中で、奥様からは「私の声が聞こえていたほうがいいと思うので少し話しますね」という表現が続きます。

　亡くなる日の、亡くなる前とその後にうかがっていて、まだご本人がご存命の時間帯に行ったときに、「母が亡くなったときと、家に飼っていた猫が亡くなったときは彼が全部を取り仕切ってくれた」と、すごくお母様が可愛らしく見えるようにユリとカサブランカで顔の周りを彼が綺麗にしてくれて、形式ではない本当に個人的なお葬式をしてくれたと。「でも、今度は彼を私が一人で連れて帰って、一人でどうしたらいいんだろう」と話してくれるときに、患者さんの目がパッと開いたんです。奥様が「ああ、一番いい目をしている。どうしたの？　どうしたの？　でも、この目が見れてよかった」とおっしゃった、その数時間後に亡くなりました。

三木　最後まで「見る人」でしたもんね。

枷場　そうなんです。そのときは私もそばにいて、意識レベルは下がっておられましたが、「あ、わかって目を開いたんだな」と思いました。

死去後、一年二カ月後の茶話会で再会する

亡くなったときは看護師さんが伝えてくださったんですが、「奥様が全然落ち着きません」って。奥様が全然場にとどまっていられなくて、「どこに連絡したらいいんですか」、「何を片付けたらいいですか」とパニックになっているのでと呼ばれたんですが、私と看護師さんが行ったときにはお部屋の中にいることはできて、どうやら奥様がうたた寝していた間にスッと逝ってしまわれたのだということがわかったのですが、「最後にあの目を見れたからよかった」ということを話されました。夜間帯だったので、夜勤の担当さんや管理当直の師長に「あの目が見られたもんね」とずーっと確認しながら帰っていかれました。

そして一年二カ月後に、茶話会で一目会った瞬間に「ああ何度も連絡しようと思ったことがあったの。話したかったの」と言われて。でもこのときは席も離れて、すぐにはお話ができなかったんです。すると、奥様と同じテーブルに一人で来られている女性がいて、この方もご主人を亡くされた方で、奥様より一回り上なんですが、その方とずーっと語り合っている姿が見えていました。会が終わって帰るときに、ゆっくり話をすることができていないように感じたので声をかけたところ、「私はお友だちを見つけて、お姉さんのような方を見つけたので帰ります」とおっしゃいました。

そこまでは「ああ電話をしたかったの」とおっしゃったときと同じような、涙もあるクシュクシュというお顔をされていたんですが、次の瞬間に「ありがとう。さようなら」とおっしゃって、私は「ああ、もうこの方とお会いすることはないんだな」と

感じました。以前言われた「最後まで見ていてね」と、患者さんご本人も含めた「最後まで」の最後を見せに来てくださって、本当に今日お別れするんだなと思って、私も「さようなら」とお伝えしました。

すごく凛々しくご挨拶された、その瞬間にスッと、本当にシャキッとされたお姿でした。

三木　格好よかったですね。

枷場　はい。

＊＊

三木　お母さんのはかなり無理のある格好よさだけど、この方のは凡人でもわかるような格好よさで、真似できそうな感じ。

ご本人はカメラマンであって、「目で見ること」というのは、逆に言えば何か不自由さがあるのよね。例えば、日本語をネイティブでしゃべる人って、あまり日本語の文法とかわからないでしょう。外国人で日本語を習った人のほうが、この場合の助詞は「が」か「は」かを文法的に明解に説明してくれたりする。

つまり得意になることって、不得意なところが意識できる。写真も、僕たちの場合は意識して撮ってないからいい写真にならない。やっぱり徹底的に意識して撮ると、いい写真になると考えられる。ということは、やっぱりこの人は「見ること」に不自由で努力がいる気がするんですよ。

そこから思ったのは、鹿児島で神田橋先生とシンポジウムをやったときに黒木先生（黒木俊秀、精神科医）が、犬と人は目を見たらオキシトシンが出る、と。目を見たら愛着感情が起こると言われていたこと。何かそんな感じがするんですよね。目を見合わせたらオキシトシンが出て、それをずっと繰り返すと愛着の学習と教育になる。

言葉というのも、話すことで学習と教育がなされるでしょう。

二、三歳くらいになったらイヤイヤ病を起こす。イヤイヤイヤと言葉で反抗するけど、お母さんは「出て行け」とは言わない。何だかんだと言って、愛着行動のほうが強いということを教え込む。思春期になったら、親に向かって「死ね」とか「出て行く」とか、もうちょっと抽象化したことを言う。でも、そう言われた親は本当に子どもを追い出して、全部鍵を閉めたりはしない。一つくらいはどこか開けていて、翌朝にはうやむやになっているとかそういう感じで、たぶん言葉に対して愛着の優位性というのは習うんじゃないかしら。視線と愛着というのは何かあるんだろうなと。

それで、「言葉で、言葉で」というのは、そのへんが不自由で、言葉のほうが勝っちゃった夫婦だなという印象があるんですよね。それが目を見つめ合うとか作品を見るとか、そこをすごく頑張ってきたことが、最後に生かされたような気がする。

それに、さっきの「心理士は全部わかったらダメ」というのは、健康で普通に何でもできる人は心理士には向かないようなところがある気がして、やっぱりどこか不自由な人がなってるから。本当に自然に何でもわかっている人ではやりにくいところがあって、やっぱりどこかで傷ついた体験とか、それを生かしていけるようなところがあって。だから「全部わかっているとダメなのよ」って、そんな気がするんだなあ、奥さんは。たぶんそういう問題があったのが、この経過を通して理解が深まって、いいご主人だというのがわかった、というのが一つ。

それと最後、やっぱり我々は、最後はあまり関わらないほうがいい。この間、うちにＡＬＳの発達障害の人が来て、呼吸が苦しいから、話すときに「お腹を押せ」と言うんですよ。「お腹を押したら話ができる」と。看護師さんが呼ばれてずっとお腹を押すことになったんですが、そのことを神田橋先生に言ったら、「お腹を押すのはあまりよくない。システムというのは、なるべく辺縁のほうから関わったほうがいいと中井先生（中井久夫　精神科医）が言うておられた」と。お腹は中心でしょう。

僕は横に寝かせられて、先生が頭を引っ張って、そのときに息をハッと吸い込んで、戻したら吐いて、というのを繰り返したんだけど、治療というのは、頭を引っ張って、戻すときにしゃべるというイメージのほうがいいんだそうです。なるべく間接的で、遠いものをとったほうが、本人の構造は崩れない。関わるならなるべく間接的で、なるべく遠い些細なところに触れて、本質には触れない、というのが一番大切。そうでないと、崩したときに再建なんてできないんだから。

だから奥さんが、自分で茶話会に来て、いい人を見つけて「これで大丈夫、さようなら」なんて、一番いいですよね。我々は、なるべく手間をかけないのがいい。裏方でスッと引いていく。この会（由布院の集い）でも、皆さんがよく「どこで引いていくか」と言われますが、本当にそうですよね、引き時というのはすごく大事です。だから、この方はいっぱい教えてくれた人だなという気がしますね。

ああ、でもやっぱり主治医は気の毒だな。二番目の緩和ケア医って誰かスーパーバイズしてくれないとつらいですよね。

栗原　（この病院は）緩和医療科に所属する医師が複数いる所ではあるんです。困ったときにはカンファレンスは割とこまめにできているんです。だけど医師という職業柄、あまり上下的にああしろこうしろとは言いにくいところがあり、困ったという自覚が無ければケースは出さないし、こっそりということもあんまりなさそうだし、というところで、やっぱりやりにくい人はどんどんそれで落ちていくところはあると思います。

三木　「こっそり」というのがいいんですけどね、ケースカンファレンスでなくて。こそっと「あの人、嫌いなんです」なんて言えるのがいいんですけど。こっそりの関係がいっぱいあったほうがいいんですけどね。

五十《い》君《ぎみ》　オオイヌノフグリって花は綺麗なんですけど、実が犬のキンタマみたいですよね。

三木　だからオオイヌノフグリ。

五十君　話を聞いていると、ちょうどタイミング的に服装がグレー。本人の中で、しかも実でしょう。そういう連想は、特にその人は、先生が言われるみたいに写真は勉強してうまくなっていると思うので。どうも話を聞いていると花の種類から何から意味があるし、来年にならないと撮れないわけでしょ。滅んでいくけれども汚い実になる。でもその実が来年咲く。だからたぶん、繋がっているんじゃないかな。

三木　頭から咲いた写真が本当に身に付いたんでしょう。

五十君　感性でやってしまうと、たぶんそうはならない。

あと、ユリは純粋さと威厳。まさにそうだけども、ご本人に見られている奥さんのイメージもそうだし、奥さんの最後もまるでユリの花。

三木　お母さんはそうだね、まさにね。そのお母さんは大変だったろうなと思うね、逆に言えばね。

五十君　お母さんもだけど、奥さんのほうがまさにそういう感じ。

三木　お母さんほど無理がないけどね。スッとされた感じが確かにしますよね。

五十君　奥さんが自分自身の理想像を、ユリの花として旦那さんにかぶせていたのが、実は奥さん自身がそれに近づいていった。

三木　「格好いい」が広がったよね。

五十君　本物の格好よさ。

三木　狭い範囲が広がったというので。それから占星術はよかったですよね。占星術って最後に出てきて。

五十君　何だか占星術の話が出てきたあたりから、師弟関係ではないけど、一時的に師匠と弟子みたいな。

三木　本当に内面、内側を出せなかった人が、だんだん内側を出しても大丈夫という感じになって、医療関係者にそんなことを言ったら何を言われるかわからないと思っていたのかもしれないけど。それをね、プログラムか何か作ってくれたんでしょう。そういうふうに捉えてくれるようになったというのは随分よかったと思う。医療関係者はこうに決まっている、というのがあるんでしょうね。だから、そういう存在になれたのはよかった。

五十君　Tシャツの展示が下手だったのも、かえってよかったんじゃないかな。「これは教えてやらないかん」って（笑）。

三木　それは思う。使命感に燃えてね。「二度とさせまい」とは思ったと思う（笑）。

井上　このご夫婦はいつ結婚したんですか？

枷場　わからないですが、すごく長くではなくて、十年位の結婚生活ではなかったかなと思うんですが。そこは私も訊けなかったなと思います。

井上　ちょっとホッとしたのは、本当に身内が出てこないケースだなと思って、甥御さんが出てきてやっと人間らしいケースになったなと。

やっぱり、どんなもんでしょうか、年をとると……。すごく若い、現実的なセンスのぴったり合う人と結婚して、同じ光を感じ、同じ風を感じる感性を共有できる人とともにいるというのは、ある意味、とても残酷に思うのね。自分は年をとっていくでしょ、たとえ病気にならなくても。自分が老いるわけですよね、歳の差の夫婦って。若いころの思い出にやっぱりしがみつかざるを得ないというか、いつもいつも出会ったときとか、いつもいつも輝かしい二人の時間が大事だったのかなと思って。それが崩れていくのを必死になって止めていたように思えて。

　じゃあ、なぜ彼はこの人を選んだのか。この人も初婚で、彼の幻想じゃないけど自分の道を決めていくという彼を好きだったわけだから、そのへんが、現実を見たらとてもとても耐えられなくなり、でも光とか風とかそういうところで、すごくよかったあの生活というか、輝かしい二人にもう一回戻れる、というようなところがあったなと思って。

　じゃあ、なんでこんな夫婦関係になったんだろうと思ったときに、普通の看取りと違うのは、怪しい人がいっぱい出てくるけど、ドロドロとした普通の血縁の人が出てこなかったのか。じゃあ、奥さんはなぜ占星術をはじめたんだろう。自分の結婚も占星術で決めたのかな、とか。何かそのへんが、ああいうところに入っていく人、逆に心理のほうに興味があるんだなとか。占ってくれるのは有難いけど、じゃあ奥さんは自分のことを占ったのかなとか。

　あと、「プロ」というのも、「プロだからこそわからないところがある」というのも、プロという言葉をどういうふうに思っていたんだろう、と。じゃあ夫婦関係のプロとかあるのかなとかいろいろと連想があって。でも彼がやっぱりひと回り下の彼女に、全力で愛を向けたというのが、妻でもどういう感じだったんだろうというのを男性にも訊いてみたい。

栗原　お二人の話を私は辺縁で聞いているだけだったんだけれど、その惚れ込んでいる最後の主治医に対して、彼があの写真を指して、この花はこうして撮ると一番綺麗だよと、この角度からこのタイミングで撮ってほしいというところをキャッチして撮るんだ、という話をしていたんです。それが、すごく周りはぼやけていてグラデーションの色しかわからないような、輪郭しかわからないところで、真ん中だけに焦点がくっきりしてくるというのが、家族が出てこなくて二人だけとか、この部分を見てほしいとか、ここだけが鮮やかになるというのと、すごく重なるなと思って、今その写真の映像と、何でしょうね、二人が脈々とやってきたその表し方が何となく合わさった感じがしました。

枷場　ありがとうございました。

振り返ってみて、このときの自分でこの展開になったケースだったんだな、ということを感じました。ご本人が撮った写真を見るように、患者さんと奥様の錘《つむ》がれるものを見ていたんだなと。もしも今だったら、「他の家族はどうなっていますか」ということとか、もう少し泥臭い部分を訊いていたかもしれないなという気もしたり。

改めて、患者さんとご家族ではありましたけど、さっき師弟関係のようなと五十君先生がおっしゃってくださいましたが、確かに人生の先輩ではあって、心理士とも見られるけれども、育てる対象としても見られるということがケースの中に展開していくということを、自分自身がそうなのかと納得し、学びをいただく事例だったなと。だから残っていたんだな、ということも改めて感じました。

三木　残していくものとしては大きいですよね。「誰か人が育つ」というのは、一番残していいことのような気がしました。

ありがとうございました。

08.July.2017

「良き隣人」

発表者＝伊原　出《いづる》
スーパーバイザー＝五十《い》君《ぎみ》啓泰《ひろやす》

伊原　福岡の浜の町病院に勤務しています。伊原と申します。浜の町病院は今年四年目で、その前の二年間、大分のアルメイダ病院という総合病院で働いて、こちらの領域に来て六年目になります。今回発表させていただくことになり緊張しています。

浜の町病院では血液内科の移植とかが盛んに行われているんですが、今回のケースは私がそこで関わらせてもらった患者さんで、今年、二月近くまで結構密に関わって印象深い方だったので、この方のことを出したいと思います。

五十君　最近まで関わった方ですか。

伊原　はい。

ＡＴＬの患者さんなんですけど、来た年の六月から全身に皮膚の結節が出てきて、八月くらいに近医の皮膚科を受診されました。九州の離島の出身で、今は本土に来ている方です。そこで皮診の状態からＡＴＬを疑われて、大きい病院の血液内科を受診

ＡＴＬ（Adult T-cell Leukemia）＝成人Ｔ細胞白血病。白血病・リンパ腫の一種。白血球の中のＴ細胞にHTLV-1ウイルスが感染、がん化により発症

九州の離島出身

して、そうしたらHTLV-1が陽性で、異常細胞もあるということで皮膚生検の結果とも合わせてＡＴＬを確定して、そのとき肺炎も併発して抗生剤などの治療をしていて、それが落ち着いてから、本人が当院で治療を希望したということで、十月に受診されて入院になりました。

三木　皆さんはＡＴＬの患者さんを診たこととか、話はご存じですか？

五十君　僕は診ています。

三木　九州の風土病ですね。だから全国ではものすごく少ないと思いますけど、うちの病院でも血液内科があるから、大概入院されていますけどね。どれくらいが発症するのかな。千人に一人くらいかな。ＡＴＬウイルスを持っている人は九州はすごく多いんですよ。

加藤　地域が限られていますよね。

三木　それこそ、どこかの離島はみんな感染しているとか。成人Ｔ細胞白血病は南のほうからやってきて鹿児島が濃くて熊本くらいまでで、あとは薄まっていく。だから出身地までわかるというところがある。さっきみたいな皮膚症状で、白血病とかいろんなこと、神経症状だけ起こすのもある。九州だと、出産のときにエイズウイルスと一緒に検査して、そこでわかるということもあります。罹っても発症しない人もいるし、家族全員罹っていることもある。そのへんも含めて厄介です。これは基礎知識として。

伊原　この方は四十代の男性で、結婚もされていてお子さんも四人います。

九州の風土病

四十代男性。既婚者、子ども四人

高校から島を離れて、こちらの工業高校に進学して、卒業後は二年ほど働いて専門学校に行ったけれども思うように技能を学べずに、自分で会社を見つけて入って、住宅設備の修理工として五年ほど仕事を続け、待遇が悪かったので、よりいい待遇を求めるも、転職するたびにどんどん結果的には給料が下がっていったと愚痴ってはいたんですけれども。三十五歳で結婚して、そのときに一念発起して独立もしたけど、安定しかけたころにリーマンショックが起きて仕事を失いかけ、何とか取引先に雇ってもらったと。「あのときは本当に危なかった」と言われていました。

五十君　電気関係の仕事ですか？

伊原　はい、住宅設備の修理の下請けをするというのを、たぶんずっとされていたと。

五十君　なるほど。

伊原　介入の経緯というのは、主治医より、移植を控えており家庭のことなどで不安があるようで落ち込みも見られるので介入してもらえたらと、さらっと言われたんですが、看護師さんの記録では、本人が処置を断ったりイライラして、結構、接し難いような患者さんとして受け止められているような記録が多かったです。

五十君　何か生活史からも移り気な感じがしますもんね。

伊原　そうですね。本当に不安とかを、こちらが「心理士ですよ」と言ったときに、ちゃんとやりとりができるのかな、普通に介入できるのかなとこっちも身構えてしまって気が重かったんですけれども。

「ここ数年ずっと不幸続きで、ずっと気をつけてきたんです」
母親が膝を痛めて倒れ、次兄がネフローゼの治療のために同居

五十君　なんとなく僕がスーパーバイザーになったのがわかる気がする。

伊原　そういう感じで依頼があって入ることになりました。
自己紹介して、入院されていたのは大部屋だったんですけど、声をかけると本人が「向こうでいいですか」と言って、病棟内のラウンジみたいな所で話しました。本人が話すモードになっていたので、「夜は十時に寝ろと言われても難しいですね」という話をしながら、「いま肺炎の検査をしています」という中で、すぐ語られたのが「実はここ数年ずっと不幸続きで、ずっと気をつけてきたんです」と切り出されて、四年ほど前に母親が膝を痛めて倒れ、翌年には次男がネフローゼの治療のために同居することになって自分が面倒を見ることになったと。

五十君　次男というのは？

伊原　お兄さんです。本人は末っ子で三男なので、お兄さんです。結婚はされていません。

五十君　ちなみにお母さんはまだ離島におられる？

伊原　お母さんもこちらに呼んで同居されていたそうです。

五十君　それは、その前からですね。

伊原　はい。でも母親は二年前に、自宅で心停止して亡くなったそうです。

五十君　そうですか。彼は面倒見がいい人ですね。

伊原　はい。家族のことをすごく大事にしているというか、自分が抱えなきゃいかん、みたいな雰囲気が強くて。

早死にの家系……、健康にはすごく気を遣っていた

まさかの母親からのウイルス感染

お母さんが亡くなって、法要のたびに地元に戻る生活をするうちに、今度は次兄さんの調子が悪くなって、いつ亡くなってもおかしくないと言われてきたと。そうしたら今度は自分がこういうことになって、と。

お父さんも長男さんも糖尿病があって、父親は六十八歳、父の兄が六十五歳、父の弟も六十歳までで亡くなった。早死にの家系だという思いがあったので、そういう生活習慣病的なことには気をつけようと思って、健康にはすごく気を遣って、通勤も自転車で、というような。だけど、まさか母親からのウイルスが原因といわれるようなこういう病気になるとは思いもよらなかったと。「考えていないところから殴り飛ばされたような感じでした」というふうに言われていました。

五十君　母子感染か、授乳なんですかね。

加藤　授乳と言われていますね。

伊原　それで奥さんの妊娠のときにはそういう検査をしたのかなと、お子さんたちの心配もしていました。

「子どもも小さいから頑張らないと」というようなご家族の心配もしつつ、前の病院に入院しているときも次兄さんが危ないということで、入院中だけど病院に呼び出されてなんとか駆けつけるということもあったと。そういうことが起きている最中であるという話をされました。

そういう自分自身以外のこともあって、ご家族のためにも頑張ろうと思っていたと

ころが、そうもいかないということで、僕からは「家族のこととかお兄さんのことも背負い込んだ上に、自分のことも重なって大変ですよね」とお伝えしたんですけれど、「今はまだはっきりしたことが決まっていないので、そのお陰で、考えても仕方ないと思うようにしています」と話されました。

五十君　ちなみに僕は躁うつの気があるんです。この人がそうなのかはまだわからないけど、元気なときにはいろいろと面倒見がよくなって世話を焼くんだけど、落ちてきたときに「困った」となるんですよ。だから頭の働きが、回転は比較的いいけれども落ちかけのときってすごくイライラする。彼はそれだけお母さんとかお兄さんとか背負い込んでしまったら、それができなくなる。躁うつ病になっちゃう。

三木　だけど、この人は今のところ躁うつの感じはしないよね。

伊原　そうですね。この人は奥さんが専業主婦なんですけど、お子さんたちの通学や幼稚園の控除なんかを、支払いが無くなるようにいろんな行政の手続きみたいなもの、そんなのがあるんだというのをあの手この手で調べて、そういう手続きは自分がしてきて、奥さんには「出しておいて」という指示だけしていて。奥さんは割とおっとりしたというか、そういうのは全部お任せという感じの人で、本人がダーッと動く人ではあります。だから、元気なときというか、やらなきゃいけないときはダーッとやる人なのかなという……。

初回にお会いしたすぐ後に病状説明がありまして、中枢神経にもＡＴＬ細胞が浸潤

中枢神経にＡＴＬ細胞が浸潤していることがわかって……根治のためには移植が必要と説明される

> （移植しない場合は）「余命半年と言われたら、やるしかないですよね」……「衝撃的な内容だった」

> 経済的な部分の不安も強い

していることがわかって、髄注とか行いますとなって、肺炎とかも肺浸潤の合併があるので化学療法も必要だし、根治のためには移植が必要と説明されました。本人はリスクも聞いていたので避けられるものなら移植はしたくないと言っていたんですけど、「移植しない場合は半年程度の余命と考えられる。寛解状態で移植をした場合には五年生存率が四、五割程度で考えられる。ただ移植の合併症でどうなるかもわからない」ということも厳しい言葉で説明され、本人は「他に逃げる道が無いなら頑張るしかないですね」と言われていたそうです。

　また声をかけてラウンジで話したんですけど、「余命半年と言われたら、やるしかないですよね」というふうに。もう少しいいように考えていたそうで、「衝撃的な内容だった」と。「でも、ああいう話ならやる以外の選択肢はない。昨日まではどうするかと言われていたけど、結局やる以外どうしようもなかった」と。移植しないですむのかなと思っていただけに、がっかりしていました。

五十君　怒ってはいなかった？

伊原　怒ってはいなかったですね。「衝撃です」みたいな感じで。

　経済的な部分の不安も強くて、家計について確認したときに、「切り詰められるものは切り詰めていました」と。子どもが四人いるので、と。結構、節約節約で慎ましいというか、削れるものは削る。「もう少しで四人を大学に行かせられるだけの学費を貯められそうなところまできていたんですけど」と。

五十君　すごいですね。

伊原　はい。「ただ自分がこうなると生活費も心配しないといけない」と、家族のことも多く言われていました。

五十君　ちなみに長男さん、お兄さんはどうされていたんですか。

長兄とは疎遠

伊原　お兄さんは「疎遠」というふうにカルテに書かれていて、最初はこちらから積極的には訊いていなかったんですが、後々訊くと、早々と家から離れていたらしく、奥さんが創価学会の人でお兄さんも入って、お母さんのお葬式のときにお金をどうこうするかですごい揉めたらしくて、それで本人が一方的に絶縁していますということをのちに言われていました。

五十君　ちなみにお母さんは創価学会員とかではなかった。

伊原　はい、違います。お兄さんの奥さんから引き込まれたので。ご本人は「そういう宗教的なものにはアレルギー反応が強くなっています」と言われていました。

次兄の病状が悪化

そのうち、次兄さん、お兄さんがいよいよ危ないという話になって、外泊されて、離島の地元の知り合いに会ってもらうとかを取り計らったりされていました。「今は自分のことはあまり考えられない。現実逃避していますね」ということもチラッと。

五十君　現実逃避で人の面倒を見る。

伊原　そうですね。「自分がせんと誰もしてくれん」というので。

五十君　でも現実逃避って。

伊原　自分の病状に関しての「現実」ですね。

五十君　本人のためにもなっているんですよね、そういうのは。

伊原　そこは自分の存在意義じゃないですけど、そこを誰がするんかみたいな感じの責任感みたいな。

　それから長男さんのことで、ドナーさんの話題になりまして、一応骨髄バンクで探すという話になっていたんですが、ただ、見つからなかったらその疎遠になっているお兄さんに「お願いするしかないんかな」と、「そういうことを考えてる」と言われていたんですけれど、一応、先生たちのほうからは「ドナーさんはいそうだから、そうやってお願いしたくないなら無理にしなくていいですよ」と言われていたそうです。「自分は宗教を持っているわけではないけど、今回の骨髄をもらうこととか輸血とか、人からもらうことには抵抗がある」という話があって、「兄はこの一年アルブミンの注射を受けながら何とか生きられているんですねえ」ということも言われていました。

五十君　お兄さんは肉親だから、「人からもらう」というときの「人」には入っていないんですよね。

伊原　そうですね。

五十君　そうすると気持ちが複雑でしょうね。

伊原　はい。頼っていいのか、頼りたくないけれども頼らざるを得ないのか。「生きるためにはしょうがないのかな」って。

三木　たまたま適合したんですか、お兄さんは。

伊原　いえ、結局、何も調べていないみたいです。

三木　そうでしょうね。

伊原　連絡もとっていないというか、最後まで結局出てきませんでした。

　そういう病気の話ばかりしていたわけではなくて、野球の話をふったら、「ソフトバンクを一応応援しています」と。「でも熱烈というわけではないけども」と言って、ただ応援している理由が、銀行のソフトバンク貯金に入っているそうで、日本一になると金利が上がるからって。

五十君　なるほど。

伊原　徹底しているなあと。

五十君　合理的ですね。だから「一応ファン」なんですね。

伊原　はい。「勝つといいなあ」というくらいの。

抗がん剤治療開始の一週間後に敗血症性ショック

　そうこうしているうちに抗がん剤が始まって一週間ほどで敗血症性ショックになってしまい、二週間ほどＩＣＵに入っていました。結構危ない状況ではあったんですけど、なんとか踏ん張って二週間ほどで病棟に戻ってきて、その日に顔を出してみたんですが、まだコミュニケーションは難しそうな感じで。

五十君　きついでしょうね。

ＩＣＵ入院中に次兄が死去

伊原　はい。「また来ます」と言って引っ込んで、その二日後に顔を出したら、奥さんが面会中ではあったんですけど、「いろいろとつながっていた管も少しずつ取れて、危機は脱したみたいです」と本人から言われました。

「顔だけ見に来ました」みたいな感じで、「本当に大変な状況だったかと思います」とねぎらうと、本人から、確かそのときは週末でしたが「三連休はしっかり休んでくださいね」と気遣ってもらって、こちらも「頑張ってください」と応じました。

五十君　ほお、明るい。

伊原　はい。個人的にも何か、よかったなあと思ったんですけど。

五十君　どうして元気になったんでしょう。治療してうまくいかなくて、敗血症で死にかけたわけでしょう。それで落ち込みそうなもんですよね。

伊原　大変な目にあったというところで……、そうですね。ただ結果的に、ＩＣＵにいる間にお兄さんが亡くなっていたそうで。

五十君　ああ、そのことはその会話の時点では、本人はご存じだったんですかね。

伊原　この時点では聞いていたようですね。

奥さんが急に来られなくなった期間があって、「もしかしたら、そういうことなのかなと思ったら」とは振り返って言われてたんですけども。

次に行ったときに「亡くなってしまった」ということを言われていて、先祖供養のことかも、お母さんの三回忌と兄が亡くなった四十九日は、この調子ではまだ退院

（次兄が）「自分の身代わりになってくれたのかな、と思っています」

できていないから動けないと思うけど、百日目くらいが四月になるから母親の法要とまとめてやれたらいいかなと。そういうふうに「ちゃんとしてやらんといかん」と。

五十君　ちゃんとされていますね。

伊原　はい。お兄さんが「自分の身代わりになってくれたのかな、と思っています」ということも言われています。

五十君　何かひと仕事終えた感じですかね。結局、体が悪くても、心を支えた感じですよね。だから意外と奥さんにも「ああしましょう」とか、されていたかもしれませんね。

伊原　奥さんがあまり来られなくて。というのは、奥さんは働いてはいないんですけれど、お子さんたち四人が、上が小五の男の子、次が娘で小一、そして未就学の二人を幼稚園に預けています。家から病院までは一時間以上かかるので、幼稚園に送り出してから面会に来て、一時間いたらもうお迎えに行かなきゃいけない感じで、「奥さんは来られるけど一時間くらいしかおらんし、他のこともせないかんけん、そんなにしょっちゅうは来られない」ということは最初から言われていて、そんななかにあっても奥さんはなんとか短い時間で来られていました。

五十君　そんなには会えなかったんですね。

伊原　そうだったと思います。

そういうときに、病室に顔を出したら、「いま重要な書類を書いています」と。訊いたら「兄の財産放棄の書類を書いています」と。

五十君　兄の財産？

伊原　はい、次兄さんの。どういうことやろかと思って訊いたら、「ないとは思うけど、借金とかがあると困るから」というので。

五十君　ああ、お兄さんの財産を受け取りませんというやつね。

伊原　はい。「大体のことはこの何年かで整理していたんですけど、まあ一応」と。よく気を回せるなというか、よくわかってあるなとびっくりしました。

「人が死ぬといろいろ大変です。役所の手続きとか、やらなきゃいけないことがたくさんあるから。法事もあるし。やっぱり死ぬのはよくないですね」と。

リハビリとかして体力を戻しつつ、抗がん剤も治療を再開して二クール目もして、便秘になって絶食期間もあったんですけど。

五十君　敗血症もあって。

伊原　はい。そこから一カ月半くらいして一旦退院して、「次が移植ですね」みたいな感じで退院された後、また入院されました。

五十君　このへんまでは「亡くなったお兄さんが代わりに持っていってくれた」という話と、ちょっと通じますね。

伊原　本当に思いもよらないことが起きるというので、のちのち、ちょっと別件ではあったみたいで。守られているという感じもあったと同時に、やっぱりちょっと怖いなあと。

（一時退院中）「一日六食食べて、筋トレや散歩をしまくって体重を増やしていきました」

「光が見えないですよね」
「どうやったら頑張れますか。いい方法はないですか」

一時退院中に「一日六食食べて、筋トレや散歩をしまくって体重を増やしていきました」みたいな感じで、本人の中で、とりあえず絶食が終わった後は食べて動けば元気になると思っているふうで、できたという感じで来たんですけど。

五十君　どんな感じでした？

伊原　充実した感じでした。でも「三月の移植がリアルになってきました。早いですね。そういう話が出て自分もいろいろ準備しているので、またお世話になりたいと思います」と。「退院中にも何かのときのために名義変更とかいろいろしてきたけれども、役所手続きも多いので、できるものは自分がしたいけれども、妻にお願いしてきました」みたいな感じでした。

ただ、すぐに肛門痛で痔瘻ができて、そこからの感染症で発熱が続くというので、痔瘻の手術があったりとか、血が出てきたり、難聴が出てきたりという神経症状が次々に起きて、やっぱり「どうなんですかね」と。思っていなかったことがいろいろ起きてしまって、「何でなんやろう」ということを言われたり。

状況がよくないと先生に言われて、「今後の治療がやっぱりありますからね」みたいなことを確認すると、「光が見えないですよね」、「どうやったら頑張れますか。いい方法はないですか」と。このときに「寝ておくしかない」という感じで痛みに耐えていて、それまではリハビリみたいに自分のできることをしながら状況を打破するようなことをされていたんですけど、今まで通りにできないことがあって、「ちょっと悔しさがありますかね」と確認すると、「そうですね、前みたいに意欲が出ないですね。体を動かす気も、座っておこうという気もなくて」と。

五十君　問題を解決するというのが、常にこの人は「頑張って解決する」ですよね。「頑張らない」という選択肢を選んだ場合、どうしたらいいかわからないんだと思いますね。

伊原　そうだと思います。焦る、やれることはやっておかないといかん、みたいな。

五十君　頑張らない問題解決法みたいなものが出てくるといいのかもしれませんね。

臨床していると、なんでしょう、精神病って脳をいっぱい使うところがあるんですよ。脳が過労になると、病気はいろいろと。食べ過ぎると胃が悪くなるみたいに、脳を使いすぎると脳が悪くなる。頑張らないように頑張りましょう、みたいな。

三木　この人の問題点は、この人のやるパターンって医者が好きなのよね。「頑張ります」と言ったら「はい、頑張りましょう」って、医者のほうがどんどんエスカレートしてしまうようなところがあるから、そのあたり、妙に相性がいいところが難しいかもしれませんね。

五十君　普通のお医者さんと相性がいいでしょうね。ただ、その相性がいいというところでずっと頑張ると、どこか体調を崩すんですよね。

三木　ただ実際には体力が落ちたりしとるわけで。

伊原　そうですね。

目前の移植までの順序立てたスケジュールに乗りつつ

ドナーの都合で、移植予定がキャンセル

三木　だから「頑張ってやりましょう」と医者に言われて実際にやるけれども、結果としては下がるほうになるというのが難しいところで。そこをどう気づいてあげるかということがいるのかもしれないけれど。だけど、やっぱりやりにくいですよ。「頑張らないで様子を見ましょう」というのは、この状況では非常に言いにくい。そこが非常につらいところですよね。

伊原　文句もどんどん増えてきて、その愚痴を聞くような。そういう言葉がいつも多かったなという気がします。

五十君　ただ、この段階とその前の段階が違うのは、その前の段階って誰かのために頑張っていた。病気の治療のために頑張っているんだから多少成果が出るんですよね、その場合は。だけど自分が頑張ったって病気は努力で治るものでもないので、それをそっちに当てはめちゃうと、「何で?」となるんですよね。

伊原　このときは本当にもう目の前の、「次、これします」と移植までの順序立てたスケジュールに乗っかりつつも……。

五十君　まず、そんなものは医者に任せておけばいいよね。

伊原　そうですね。

そういうふうな間に、三月の移植の予定が、骨髄バンクで決まりかけていたのが、ドナーさんの都合でキャンセルになってしまって、中枢病変もできることはやってきたけれどもコントロールが良くない状態で、そのためにも骨髄バンクの調整をやりなお

（治療を）臍帯血移植に切り替える

「時間がないので後にしてください」と声を荒らげて怒る

して一カ月くらい遅らせるということが難しいので、もう臍帯血移植《さいたいけついしょく》に切り換える、ということになりました。

放射線とかも始めることになったんですけれども、本人は冊子などで臍帯血移植の成功率がちょっと低いとか、ＧＶＨＤ（移植片対宿主病《いしょくへんたいしゅくしゅびょう》）が多いとか、失敗の確率が高いとかも知っていて、「心が折れそうですね」と言われて、「コントロールが悪いこともショックだった」と言われていたんですけども。

本人に説明があった後、三日後くらいに、先生から同じ説明を奥さんと同席でされたら、また改めて「そんなに悪いですか」みたいな感じで、先生は同じことを言ったつもりではあったけれど、本人が同じことを何度も確認するみたいなことがちらちらあったので、このときも同じように衝撃を受けてありました。

三木　これは本当に忘れたのかな。

伊原　細かいところはわからないんですけど……。

五十君　本当に忘れてないと衝撃を受けないんじゃないですか（笑）。

三木　難しいよね。何日空けた？　三日後ぐらいだっけ。だいたい二、三日したら人間って立ち直ってくる、都合のいいように考えて。ちょうど立ち直るところにバーンですからね、ちょっと厳しいと思う。

伊原　その病状説明後に、本人と奥さんがいる部屋にちょっと顔を出してみたんですけど、「時間がないので後にしてください」とすごく声を荒らげて怒られました。

三木　あるんですよね、時間は。

伊原　奥さんがいられる時間が正味一時間と短いので。

三木　ああ、そうか。

伊原　最低限の引き継ぎというか、いよいよ本人が切羽詰まったという思いを強くされていたんだろうなと思います。

五十君　ちなみにどんな話をされていたかは、聞いてないですよね。

伊原　わからないです。

夕方、どうだったかなとまた顔を出したら、従兄弟さんが来られていて、どういう関係かはっきりは聞いていないけれどたぶん本人方の従兄弟さんだと思うんですけど、そのときも「今度にしてください」とまた怒られました。よく本人のことを気にかけてくれる、近くに住んでいる男性で、歳のころも同じくらいか、ちょっと上かなという感じの面倒見のよさそうな方です。このころは私も従兄弟さんとは全然接点がなくて、話を邪魔してしまったという状況でした。

五十君　その後は少し会うようになるんですか。

伊原　はい、だいぶ経ってから何度か顔を合わせる機会はありました。

従兄弟さんは木曜だけみたいな感じで来られるので、そのときは邪魔しないようにという感じで。

五十君　ある程度、定期的にお見えになっていたんですね。

「大黒柱の自分がいなくなったらどうなるのか」

伊原　はい、奥さんがあまり来られない代わりに従兄弟さんが。

三木　引き継ぎできる相手が一人増えたというような。

伊原　翌日も、ちょっとどうしようかなと思ったんですが、夕方ごろ「今いいですか」と訊いたら、「昨日はすみませんでした」と丁寧に言われて、「ちょっと時間がなかったので」と。

「大黒柱の自分がいなくなったらどうなるのか。子どもが四人もいて自分がボーナスをもらって何とかやってこられたけど、妻だけがパートをしてもどうにもならない。妻の実家は皆働いていて、子どもが病気になっても頼れないということは痛感しました。下の子どもが生まれてからずっといろいろありました。母が骨折して、自分が骨折をして、兄が病気になって、母が倒れて。兄が自分の分も背負い込んでくれたのかなとも思うけど。ただ兄が亡くなって、一時外泊のときに線香だけは上げられたけど納骨もできてない。調子がよければ移植前にしてあげたかったけど」などと、病気になった無念の思いを改めて話されたので、ただ聞かせていただくみたいな感じでした。

五十君　でも、そこで従兄弟さんが出てきたりして、「時間がないから」と言われるということは、しっかり短時間で詰め込んだ話をされているということだから。

伊原　たぶん引き継ぎみたいな話をされていたのかなと。

五十君　自分で頑張らないで周りに頑張らせるという技を、それが中心に。

伊原　本当にできれば話が早いので、お願いせんといかんというのを何とか考えていたんですけど、ただそのあと、移植のスケジュールがちょっと早まるみたいな話が出てきたときに、家族がみんなインフルエンザにかかってしまい、奥さんがまた来られなくなってしまって。

五十君　確かにしょっちゅうありますね、いやなことが。

伊原　物品の移植の準備とかあったので、その際に言われていたのが、「自分に万が一のことがあったらどうするかとか、そういうことを考える余裕もない。話す時間もない。ずっと入院が続いていたから。もう治ると思ってやるしかない。切迫した状況なら無理を言ってでも帰らせてもらったかもしれないけれど、先生たちは大丈夫みたいに言うから、このまま取り越し苦労になればいいんやけど。機会を逸してしまった気もする」と。うまくいかなかったときのことを奥さんと十分共有できていないと言われ、「万が一のことは考えられない」というふうに、「とにかく死なれん」みたいな感じでした。

「機会を逸してしまった気もする」

「万が一のことは考えられない」

五十君　確かにその通りですよね。考えていた計画が、それだけいろいろあると、どうにもならないですよね。

伊原　無力感とか焦りみたいなものをバッと言われるような感じで。一応そういうことを言われたということを看護師さんや先生と共有して、とりあえず「看護師で準備できるものはやっておきますよ」と。

五十君　そうですね。家族ができなかったらスタッフがするしかない。

移植が無事に終わって

伊原　それくらいはできると伝えると、ちょっとほっとされていて、そこから移植までは、「ご飯はどうなるんですか」とかそういう話をちょこちょこと。

五十君　神田橋先生が言われていたんですけど、博多は山笠があるでしょう。山笠が走る前に子どもが走ってきて「山笠が来るぞ」って。こういう状況で焦っている人って、スピードが上がってきて、追い山みたいになってくるので、そこでスタッフが「追い山が、山笠が来るぞ」って一所懸命に本人の道を確保する。このときは前にトラックが故障して止まってしまったみたいな感じで、それをみんなで一所懸命にどけてあげる。うまくできている。

伊原　そうですね。本人もちゃんと何かイメージアップをしようと、そういう具体的な質問とかも、「次は何があるんですか」、「こういうときどうしたらいいですか」みたいなことを訊かれていました。「生野菜はダメだけど、個包装ならいいんだったら、ランチパックの野菜は食べていいのか」とか、「あれはいいらしいですよ。先生から許可が出てよかった」とかいうこともありました。

　移植が無事に終わって帰ってきまして、移植した日も言われていたのが、「移植の前からリスクの話をたくさんされて、同意書もたくさん書いてきました。家族を持つ身だからそういうことを考えると」というので、「何とかできたとほっとしつつ、どうなるんだろうというところで、幸い今は何も大きなことは出てないから落ち着いているけど、それでは成り立たないのかな。このまま何も起きずにいけるといいのです

二週間くらいで意外にスムーズに定着

が」というふうに心配そうに言われていましたけど、一応なんとかかんとか。結構悪い条件が重なっていたので、やばいんじゃないかという話はあったんですが、二週間くらいで意外にスムーズに定着しまして、ああよかったと。

そういう状況のころから雑談も結構よくするようになってきて、相撲の話をすれば「琴奨菊はダメでしたね」とか、「優勝した後の場所で、テレビに出過ぎて惨敗した」みたいな話とかを面白おかしく話されました。

五十君　野球より好きなんですかね。

伊原　野球はまだ始まっていないんで（笑）、春場所で。あとは「（息子さんは）公立に行かせたいな。私立は行かせられんからですね」というような話を。

五十君　何かちょっと柔らかい感じがしますね。

伊原　はい。落ち着いて、余裕が出てきたのかなと。

リハビリとかが課題になってきて、リハビリすると疲れてしまうから、かと言って何もしないわけにはいかないし、「自分のバロメーターが見えるといいですけどね。あとどれくらい動いてもいいよとわかればいいのに」と。リハビリの適切な量さえわかれば、みたいな。腰を痛めやすい人なので。

五十君　なるほど。もともと日ごろから体調には気を遣っていたと言われましたよね。

伊原　はい。締まった痩せ型なんですけど、仕事も自転車で毎日一〇キロほどを通勤されていたそうです。

移植後一カ月くらいして、ＧＶＨＤ（移植片対宿主病）出現

しゃべる感じがあまりにもなくなってきたので、……

五十君　最初は躁うつかなと思ったけど違うみたいですね。

伊原　そういう感じはするんですけどね。

五十君　そうですか。

伊原　ただ、一カ月くらいしたらＧＶＨＤ（移植片対宿主病）が、下痢や腹痛など消化器のほうも強く出てきまして、だんだん活気がなくなっていきました。看護師さんも「全然しゃべらなくなってしまったけれどうつ病でしょうか」ということを言われ、僕が顔を出したときも結構無言で、「どうですか」と訊くと「変わらないです」みたいなことで話が途切れてしまって。

　僕はしょっちゅう顔を出していて、週二回くらい顔を出していたんですけど、何もなくてもちょっと粘ってみるみたいなこともしていて、それで邪魔にはなってないのかなという感じはあって……。

五十君　この段階で付き合いはどのくらいになりますか。

伊原　入院が十月で、移植したのが三月、これが五月くらいだったので、半年近くですね。

五十君　長いよね。もうお友だちのような。

伊原　そうですね。おしゃべりはよくしていました。まあ、行ってもいいかなあという感じはあったんですけど、ただ、しゃべる感じがあまりにもなくなってきたので、僕も思わず「私が顔を出すのが邪魔になっていませんか」と確認したんですけど、「別に暇なんでいいですよ」と言われたので、「そうですか。じゃあ、これまで通り顔を出しますね」と言って。

体調の話もしながら、ニュースの話などもして、当時は都知事の舛添さんが大問題になっていたときで、「都知事のニュースが多いですよね」とふってみたら、「どちらかというとＵＲのほうが悪質だと思うんですよね」と、甘利大臣の金銭授受の問題でしたが、鋭いなと思いながら。

五十君　そのときは、みんなが「うつだろう」と言っていたんですか。

伊原　そうですね。あまり愛想がよくなくて、本人は寝たいのに、部屋が点滴の出入りなどあってイライラして寝ようとしてもすぐ起きるみたいな感じで。「それはしょうがないんですけどね」みたいなところもありました。一応イライラはしているんで、病棟には配慮をお願いしますとは伝えていたんですけど。

　そうこうするうちにまたアデノウイルスで膀胱炎とかで感染隔離になり、リハビリにも出られなくなることがしばらくあって、このＧＶＨＤとにらめっこしながらの入院でした。免疫反応で粘膜障害や皮膚症状などが出る人が多いんですけど、この人は下痢とかで、絶食が続いていました。

　その間にも雑談は結構いろいろとしていまして、「蝉が鳴きはじめましたよ」ということを。病棟が九階建ての病院の九階なので季節感が全然わからなくて、海沿いにあるけど窓からは海とコンテナしか見えず、景色が全く変わらないので、そういうのはなるべく伝えるようにはしているんですけど。

九階の病棟なので、季節感が全然わからなくて、……窓からは海とコンテナしか見えず……

「海と山とはどちらが好きですか」
「魚釣りは実益があるから海ですね」

三木　無機質ではあるけど、窓はあるんですか。

伊原　はい。海は大型客船が出入りしていたので、「大きいですね」みたいな話題にはなるんです。

「海と山とは、どちらが好きですか」と訊くと、「魚釣りは実益があるから海ですね」。

五十君　この方らしいですね。

伊原　はい。「だけど山も実益があるから一緒かな。果物があるからよく行ってました。アケビとかグミとか梨とか。山芋を掘るのは楽しいですよ」と。

五十君　すごいですね、山芋掘るのは大変ですよ。

伊原　「結構コツがあるんですよ」と。

五十君　わからないですもんね、名人じゃないと見つけられない。もともと自然にかなり馴染んでいた人なんでしょうね。

伊原　そうみたいです。

五十君　それが浜の町病院だと、才能が生かせない。

伊原　あるときは選挙で自民党が大勝したことについて、「自民は保守ですよね。これだけ景気が悪いのに保守が勝つということは、みんなこれでいいと思っているんでしょうね。大きい企業は儲かっているってことなんでしょうね」と。

五十君　ああ、鋭い。むかし仕事を転々としていたころから、そういう不満が生まれてくるようになったのかもしれませんね。ある意味では、ご自身が正しく周りから評価されていない感じがあるんでしょうかね。

伊原　「下請けの下請けみたいな感じだから」と言われてはいたんですけど、そういうところは一番景気の影響を受けるということは言われて。

五十君　そうですよね、切られちゃうから。

職場から「九月までに復帰できなければ、会社を辞めてもらいたい」と

伊原　六月くらいに職場から、「九月までに復帰できなければ会社を辞めてもらいたい」と言われたという話が出て、いきなりだったので「思いもよらない変化球が飛んできてデッドボールみたい」という中で、ただ幸い血便とか血尿はなくなってきて、「ちょっとずつ食上げをしましょうか」という話も出てきていました。本人もそれを励みにして、ちょっとずつ食べたりして。

五十君　治療中に期限を切られるのは一番困るよね。

伊原　そうですね、自分の意思ではどうすることもできない。

五十君　でもご本人の対応は立派ですよね。

「やる気スイッチがなかなか入らない。頑張りたいと思うほど頑張れない」

伊原　本当は前の退院のときみたいに、食べて食べて、動いて動いて体力をつけたいんですけど、「食べれんし、なかなか元気が出んし」というところで、「やる気スイッチがなかなか入らない。頑張りたいと思うほど頑張れない」ということは、もどかしそうに言われていました。

五十君　その段階で下手に頑張ったら逆効果でしょうね。

伊原　はい、先生もそう言われていて、「焦らずにやっていきましょう」と。

職場のほうも一応理解を示して、九月までに復帰できなかったら解雇ではあるけれど、一月までに働けそうなら再雇用する、と。形の上ではクビみたいな格好だけど、戻れたらまた来てくださいという感じになりました。

そういう話が出て、「今辞めて保険を任意継続したら毎月三万円かかるらしい」と。ただ、この方は確定申告で非課税世帯になっているんです。どこの枠にこれを入れれば控除がもらえるのかとか、毎年勝負しているみたいな。それで幼稚園の学費も一番少なくなるようにして、控除がもらえるようにしていて、だから「非課税だから国民健康保険のほうが安いんじゃないかな」と、「それをソーシャルワーカーに訊きたいんですけど」と。そういう誰かに相談したいということを、なぜか僕を通していつも言われて。

五十君　友だちですからね（笑）。

伊原　ソーシャルワーカーさんにも何度か会っているんですけどね。

ソフトバンクホークスの話とかも、あいつがダメだとか、試合結果の話をしました。

五十君　そういう趣味の話はこの友だちとする、という感じになっていて、たぶんその税金対策も趣味なんじゃないですかね（笑）。

伊原　結構、僕も興味深く聞いていました（笑）。

五十君　普通はそこまでしませんよね。

再発で間違いない。……完治を目指すなら再移植しかないが……

「（自分の）葬式の準備もせないかん」

伊原　個人的には、そういう節約のところにシンパシーを感じていて、すごいなと思っていました。

五十君　だって、海も食いもの、山も食いものってね。

伊原　それからも退院に向けて頑張っていたんですけど、十月の頭くらいに検査の結果、肺に多発結節影が出てきて、採血結果などでも悪い細胞が増えてきていて、状況的に再発で間違いないという話になりました。完治を目指すなら再移植しかないが、今の体力でするにはかなりリスクが高くて、おそらくやっても厳しい、やらんでも厳しいみたいな、一か八か。するには移植しかありませんという、かなり厳しい病状説明があり、「ショックです。まさか、ああいう話があるとは思っていなくて」と。先生から「とりあえず一度退院しませんか」と言われて今週退院だと。「次に入院したらもう帰れないとも言われたけど、それってどういう意味ですか。察するに、もう治らんということやろうなと思うけど」と硬い表情で言われていました。「そんなんやったら移植はせんで延命治療してもらって、家族とできるだけ一緒にいたほうがいいんかな」と言いつつ、「最後まで病院で面倒みてくれるみたいなことは言われたけど、それなら退院している間に（自分の）葬式の準備もせないかんし」と。

五十君　死んだら大変ですからね。

伊原　そういうのも含めて「自分がしとかんといかんやろ」と、家族の機能とか考えると。それから「死後の世界ってあると思いますか」と訊かれました。どういうことです

「……死んだ後に子どもたちの側にいられるかどうか」

「まだしぶとく生きるつもりですから」

かと尋ねると、「天国はなくてもいいんです。死んだ後に子どもたちの側にいられるかどうか」と。自身が死ぬことについて、「三年前に母が亡くなり、昨年は兄が亡くなり、今年は自分。こんなことってあるんですかね」と。やっぱり大きい運命じゃないけど、何かそういう家族の流れに飲まれるようなことがあるのかなと。私が「何かお力になれれば」とお伝えすると、「まだしぶとく生きるつもりですから」と言われました。

五十君　ちょっとだけ流れに身を任せてしまおうかなという気持ちが出てきた。

伊原　はい。移植をするのかしないのかというのが、本人と会っていて二転三転というか。移植するのかなと思わせるような言葉を言われたと思えば、「できんやろうしなあ」という言葉が出てきて。

五十君　それは迷うでしょう。

伊原　はい、迷いは当然かなと思うんですけど。

五十君　移植したら退院できるということではないからね。成功したら退院できるわけだしね。

伊原　今までは「死なれん」というので生き残る可能性があるほうにというふうにされていたのが、本人の中でもそういうのがかなり厳しいというのが、これまでになく実感されていたみたいで。

五十君　お母さんとお兄さんも死にたかったわけじゃないでしょうからね。そういう流れというのは、やっぱりちょっと、身を任せてしまうとなると……。

伊原　そうですね、今までは「死なれん」と思っていたから抗《あらが》う感じで、流れとぶつかって大変そうというか、闘っているような感じはあったんですけど。

五十君　でも「まだしぶとく生きますよ」という一言には、闘っている感じはないですよね。

伊原　そうですね。このときはまだ、そのへんがわかっていなかったんですけども、あとの経過で少しこのへんが確かに変わったなあというのがありました。

三週間ほど退院されてまた入院されたんですけど、退院中にアキレス腱が断裂してしまったと。階段で上り下りしているときにピキッといったらブチッと切れてしまったみたいな。「ほぼ介護を受けるような状態で大変でした」と言われてたんですけど。「どこかに出かけられたんですか」と訊いたら、「地元に帰っていました。お袋と兄貴の供養がやっとできました。心残りはもうありません」ということを言われていました。「家のほうをあまり空けたくなかったので一泊二日で行ってきました。「ずっと気にされてましたよね」と確認すると、「自分の代まででちゃんとできたらいいかなと思って」と。それが一番……。

五十君　島まではどのくらい時間がかかるんでしょう。

伊原　船で四時間くらいですかね。

五十君　四時間で往復して一泊二日って大変でしたね。

「地元に帰っていました。お袋と兄貴の供養がやっとできました。心残りはもうありません」

「自分の分身を残したいと思っておられますか」

伊原　そうですね、港から家までも遠くて。そんなに小さい島ではないので。

五十君　だいたいどの島かわかりました。

伊原　入院直後に影がちょっと消えていたので、移植自体は延期したほうがいいかなという話があり、先生から確認があって、ただ本人も「ＡＴＬのウイルスが増えませんようにと祈り続けるしかないんですよね」と、そんなに楽観的には捉えてなくて。たぶんそこから、あまり病気の話はせず、それまで以上に雑談が増えていきます。

「どうですか」と顔を出したら、「何が食べたいですか」と僕に訊かれて、本人は下痢で絶食なんですが、僕が「最近はしょっちゅうラーメン食べてます」と言ったら、本人も「ラーメン食べたいですね」「高菜ラーメンが好きです」とか。

それから「伊原さんは自分の分身を残したいと思っておられますか」と質問され、「子どものことですか」と訊くと、「そうですね」と。「子どもが欲しいというのは若いときから思っていました」と。あと、都会から田舎に移住するという番組があってそれを観ていましたと、自分も行きたくてと話されました。そういう話から、「農家の仕事をしてみたいと思ったことはありますか」、「飲食店の仕事をしたいと思ったことは？」などという話をふられました。

ただ病状自体はどんどん悪くなって、やっぱり腫瘍が増えてきているというので、ＧＶＨＤの治療じゃなくて抗がん剤を使いましょうという話に。ただ大腸と小腸の間にすごくえぐれているところがあって、破れる可能性があり、抗がん剤をしたらどう

病状は深刻なんだけど、すごくのんきな話を、これまでになくする

なるかわからないという話も出ていて。

また長くなっていることも含めて、「気持ちとしてはどうですか」と後日確認したら、「自分としては病院にいるお陰で生かされていると思っているので、先生たちに任せるしかないですもんね」と。「本当は遺書とかも書いておかなきゃいかんと思っていますが、今は体力がないからできなくて」と。

その後も下血があったり、イレウスが起きてマーゲンチューブを入れたりとかいう状況になってくるんですが、その合間に顔を出すと、「ユーミンの『リフレインが叫んでる』という曲を知っていますか」と訊かれて、「知らないですね。YouTubeで聴いてみます」とか、そうやって宿題みたいな感じで言われたりすることが多くなって、「聴きました」と言ったら、今度は「別に訊きたいことがあったけど思い出せんですね」と言われて、「次に会ったときに思い出したら言ってください」と言ったら、「ああ思い出しました。松浦亜弥って全然テレビに出なくなったけど何故ですかね」と訊かれるので、「じゃあ調べておきますね」と答えて。並行して起きている病状は深刻なんだけど、すごくのんきな話を、これまでになくしていました。

五十君　すごくいいと思う。それこそ病気なんて自分で頑張ってもどうかなるもんじゃないですもんね。本人が病気だからって悩んでもいいことはないでしょう。

伊原　なので自分もそういう話をしなくてすんでいる感じで。

五十君　飄々《ひょうひょう》とした感じ。行っていて結構楽しかったですか。

伊原　そうですね。僕は何か、この人の反応がよくわからんなあと思っていても、この人から「座らんですか」と言われて、でも座っても何が出てくるわけでもないんですけど、でも何だか、居ていいのかなあ、と。居心地は悪くなかったです。

黙って一緒にいても居心地がいい

五十君　黙って一緒にいても居心地がいいということでしょう。

伊原　はい。そんな感じで、甘えさせてもらいました。

危険な状況と説明がある

ただ、下血がまたあったときに、本人から「リハビリ中にめまいがして気を失いそうになりました。どんだけ出るやろうというくらい下痢が出て大変でした」という話があり、そこからまた下血があって血圧が下がって、小腸から出血していることがわかって、アンギオ（血管造影）されるということになって、本人にも奥さんにも「ちょっとどうなるかわからない。危険な状況です」という説明がありました。

奥さんに看護師さんが声をかけたところ、自分の家のほうも家族の調子が悪くて、自分の手伝いみたいなことでは協力が頼めない状況で、次兄さんが大変なときにご主人がＩＣＵに入ったりして自分が倒れそうだったと。これからどうなるのかと。奥さんにはそのときの大変さがフラッシュバックというか思い出されていて、「どうしていいかよくわからない」と。「週末は子どもを連れてこようかと思っています」ということを言われてました。

四人の子どもたちと面会中に、高菜ラーメンを食べる

その四日後くらいに、看護師さんの記録で、奥さんとお子さんたち四人と面会中に、本人は絶食中だったけどお子さんと高菜ラーメンを摂取されているという。看護師さ

んは「絶食中ですよ」と言ったらしいんですけど、「子どもが来ているから食べたいんです」と、カップラーメンを。「わかってます」みたいな感じで。僕はよかったなあと思って。

その週明けに、「先生からすごく厳しいことをさらっと言われました」みたいなことを。

五十君　ねえ、さっきからすごいなと思って、その先生。

伊原　「家に帰れないとか、どうしようもないとか、どうしたらいいんですか」と本人も苦笑いして、「先生がどうしようもなかったら、自分ではどうしようもないですね。わめいても仕方ないし」と。

五十君　先生はたぶん焦っているんでしょうね。

伊原　一応僕も、月並みですけど「やりたいことはありますか」と確認したんですけど、妄想みたいな感じで「二泊三日で帰れるならご飯を作って食べたいなと考えてる」と言われるけど、「でも難しいと思う。現実的ではないんだな」と。

五十君　ちなみに、さっきの話で高菜ラーメンを食べていたけど、お腹はおかしくならなかったですか。

伊原　この直後は何もなかったみたいです。よかったです。やっぱり食い物の話が多くて。

五十君　絶食だったらそうでしょうね。

伊原　「肉を一つ食べさせてあげると言われたら何がいいですか」と訊かれて、「肉ですか。そうですね、何の肉かといったら牛肉ですかね」と言ったら本人も「牛肉ですよね」と。職場の慰安旅行で大分でフグとか城下かれいを食べるのを自分が企画したとか、うまかったという話をしたり、福岡の「牧のうどん」がテレビに出ていたという話で、「商売したいと思うことはありますか」と出てきて、「自分はしたかったですね」と。「やるとするならば居酒屋か、立ち飲み屋かな。オーナーなら職人さんや接客担当を雇ったりしていろいろやれるだろうし」と。

五十君　この人は夢も現実的ですね。

伊原　そうですね。浮き足立っていない。「雇われるんやったら役付きにならんといかん。ボロボロになってしまう。自分の兄もそうでしたから」と。

五十君　亡くなったお兄さんは何を？

伊原　ＳＥ（システムエンジニア）をしていたから生活習慣がね、と。

別のときに、テレビで観たと言って「カキ小屋に行ったことがありますか」と訊かれて、「糸島にあるらしいですね」とか、「地元は天然の岩ガキを酢ガキで食べるくらいで、初めて広島産の大きな岩ガキを食べたときはこんなにうまいのかと思った」。「天神（福岡市）にもカキ小屋があるらしいですよ」とか。それから地元の貝事情の話になり、「アサリはあるけどハマグリはないです。サザエとかアワビかな」みたいな話になって。

五十君　どこまでも現実的な方ですね。

「自分の中では腹をくくっているつもり。このまま心が折れるまでは大丈夫と思う」

伊原　ちょうど主治医が来られて、この日の前に精神科の受診があって、ちょこちょこ来てはいたんですけど、なにか本人が看護師さんに「別に受診しても意味がない」みたいなことを辛辣に言っている記録があって、それを主治医が来て「どういうことですかね」と確認したら、本人は「自分の中では腹をくくっているつもり。このまま心が折れるまでは大丈夫と思う」という話をされていて、ドクターが出た後に、僕からも「体調が悪いときもいつも通りに話されることも多いし、本当に腹をくくっていると私からも見えていますよ」とお伝えしてみたんですけども、特に反応はなくて、本人からは「アワビは美味しくないけど」とまた貝の話になって、「トコブシのほうが美味しいですね。アワビは高いだけ」みたいな。

　ただ、そういう話をした二日後にまた下血がすごくたくさんあって、血圧が下がって、今度は出血箇所がわからなくてアンギオの適用なしということになり、本人には「輸血をして自然に止まるのを待ちます」という説明はあったんですけど、奥さんには「もう輸血できる手立てがなくて状態がどうなってもおかしくないから、お子さんも今から一緒に来てもらって会わせたほうがいい」という話があったらしいです。

　ただ翌日に、造影ＣＴの結果、出血箇所があったみたいでアンギオが施行されたんですけど、その次の日、腹痛が強く出て、私も何度か顔を出したんですが眉間に皺を寄せて休まれていて、声をかける状況ではないなと思って。ただ、そのあとは見るたびに少しずつ穏やかな表情になって、落ち着いているのかなと思っていたんですが、その日の夜にご家族が来たら、本人から帰れと言われて間もなく帰宅されるというのが看護師の記録にありました。

そして、その翌日、呼吸困難が強くなって、ネーザルハイフロー（鼻から交流量の酸素を投与する呼吸療法）も始まって、その日のそういうてんやわんや、本人の状態が急変していたので、常にスタッフが出入りされていて、声をかけられる状況じゃないなと思っていたんですけど、ちょっと夕方くらいにタイミングがあって「のぞいてもいいですかね」と声をかけたら、「いいですよ、起きていますよ」みたいに本人から応答されました。

五十君　すごくいいタイミングな気がする。

伊原　「昨日も顔を出したときは休まれていたので、いま声をかけてみました」とお伝えしたら、「どういうことが起きたか聞いてましたか。どういうふうに聞いていましたか」と言われたので、月曜日に出血があって下におりて処置されたことを聞いたと伝えて、「昨日は眉間に皺を寄せて休まれていて、何度か顔を出したら少しずつ皺が消えて、ゆっくり休めているのかなと思って声をかけませんでした」とこちらの印象を伝えると、「ああ、そうでしたか」と了解されたようでした。

五十君　「そうでしたか」は今みたいな言い方で。

伊原　「ああ、そうでしたかあ」みたいな、ややおっとりしていたような。

五十君　「あなた、眉間に皺してましたよ」と言うと腹立つかなと。

伊原　自分のニュアンスとして、「きついのかなあ」みたいな感じで言ってたんだと思うんですけど。

五十君　友だちですからね。

伊原　医師がちょうどまた来られて、昨日のご家族を帰されたときの状況の確認があって、「自分が起きたときにいきなり家族がおってびっくりした。死んだかと思った」と苦笑いしながら言われて、「自分はもう覚悟はできているんです。子どもがおると病院の迷惑になるかなと思って、遠慮する気持ちで言ったんです」と言われました。それでドクターは退室されたんですが、そのあとまた「家族がおったのは自分が危篤状態だからだと思った。ただ、ここでいろいろと看護師さんがしてくれていたから、ここにいても邪魔になると思って、病棟の外で待っておいてよ、くらいのつもりだった。朝になって、おるんかなと思ったら帰ったと聞いて、あらっと思った」と。本人の中ではいろいろと思い違いがあったという。

五十君　なるほど。そのへんの調節がうまくいかなかったね。

伊原　はい、そこは残念でした。

　そのあと本人から「伊原さんは他の階も回っているんですか」と、今さらの質問だったんですけど、「そうですね。一人なんでどの階も回ってるんですよ」と言うと、「早く結婚しないんですか。女の人は多いじゃないですか」と言われて、それで「そうですね、下手には手を出せないんですよ」とか言ったりしました。

五十君　普通に面白い。

伊原　テレビで田舎に移住して農業する番組の話からまた「自分も農業したかったんですよ」とポツリポツリ話されて、頑張ってしゃべったから呼吸促進があって、「すみません、少し休みます。伊原さんがしゃべってくれませんか」と言われて。

五十君　少し意識がこもってきたかな。

伊原　それで、「じゃあ私が」という感じで農業の話に乗っかって、「農業するなら儲かるやつがいいですよね」「最近は農協を通さずにうまいことをやっている人も多いみたいですよね」みたいな話をしたり、「福岡で農家が強いのは糸島や朝倉ですけど、私としては朝倉が惹かれるんですよ」みたいな話をしたり。私は趣味がマラソンなので、「日曜日に北九州のマラソンを走ってきました」というような、私がいつもしているような話をして、本人も聞いてくれました。

いつもしているような話をして……「また、顔を出しますね」「お世話になります」

そうしたらネーザルハイフロー、酸素のほうの調整の引き継ぎのために、夜勤の看護師さんがバタバタと来られたので、「また顔を出しますね」と伝えると、「お世話になります」とお礼を言われました。

その日の夜中、死去されたことを、翌日訪室して知る

その日の夜、夜勤帯に呼吸がどんどん苦しくなってきたというので、奥さんに鎮静をするかどうかを確認したら、「意識がなくなるのは困る」みたいな、うまく状況が伝わらなかったのかそのへんの確認がとれなくて、セレネースの投与みたいなところで、けれどあまり改善されないまま、夜中ごろに亡くなられたということが、翌日に

週に二、三回、一年四カ月の関わりの中で

雑談をしこたましましました

顔を出したらわかりました。ご家族は子どもたちも来ていたけど、ゆっくり話す時間はなくて、「本当に頑張っておられたと思います」と簡単にお伝えして終わりました。

　二月末だったので一年四カ月くらい、結構長い間、週に二、三回の感じで関わっていたのですが、この中で何をしたかと言われたらすごく言いづらいというか。

五十君　雑談をした。

伊原　雑談をしこたましましました。

五十君　雑談をしこたまする人って長生きしませんか。

伊原　そうですねえ。そういう話ができるといいなとも思いながら。

五十君　要は、亡くなる人は亡くなるんですけど、長くなるから、だから何でかなあと思ったんですけど。さっきのあれじゃないけど、誰かの記憶に残るというのが、言うなれば自叙伝とは言いませんけど、私はこういう人間でという、自分の存在そのものがあなたの体の中に残るという感じで。

伊原　若いときの話とか、もっといろんなエピソードがあって。

五十君　そりゃあ週三回で一年やったら、ほとんど自分の話は。だからあなたの中に分身というものができたんじゃないでしょうか。

伊原　そうですかね。「濃い人生ですね」みたいなことは言っていた気がします。

五十君　そんな機会はないかもしれませんが、子どもがもうちょっと大きくなったら教えてあげたらいいですね。「あなたのお父さんはこんな人だったんですよ」と。

カウンセリングって何だろうと思いながら

「良き隣人」じゃないですけど、サポーターになれるといいな

伊原　子どもたちは、お父さんがここまで家族のことを考えているというのはわからないでしょうからね。ここは知っておいてもらうといいなと。でも、たぶん従兄弟さんが伝えてくれるのかなと思ったりはしつつ。

五十君　だいたい現実問題としては、きょうだいでもなかなかここまではできない。カウンセリングという感じでしたか。

伊原　本当にそうですね。精神療法かどうかわからないですけど、カウンセリングしているのか、カウンセリングって何だろうかと思いながら、改めて、心理士って何だろうと考えつつ、でも、こういうことをとりあえずいいと思えば今はやるしかないと思ってやっていて。本当に自分がどういうふうに動いたらいいのかというところとか、自分がしていることを他職種の人に上手に説明できなくて。

五十君　なるほど。

伊原　そこが課題ではあるけれども、とりあえずこの人にとって力になれるといいなと思えることを、今の自分にできること、みたいな感じでやる。「良き隣人」じゃないですけど、サポーターみたいになれるといいなあみたいな感じで。

＊＊

三木　病院でそういう話をする機会って、考えてみればあまりないよね。看護師さんも昔は暇だったからそういう話に付き合ってくれていたけど、今はなかなかそういう時間

がないから。

　普通の話をする人っていうのは、やっぱり大切なんですよ。病人以外の面で聞いてくれる人。たぶん一般の人が来たら、そういう深刻な状況でそういう話はしないよね。もっと落ち込んじゃうから。さっきみたいな、ホークスがどうだとか、松浦亜弥がどうだとか、なんじゃそりゃという話なんだけど、やっぱりこの人のいる空間から全然違う空間に移れるじゃないですか、そんな話をすると。

　病気を除《の》けて聞いてくれる人って、出現するのは難しいんですよ。家族が来たってそんな話はできないしね。やっぱりこの人はそのへんを正面衝突するときついから、どこかで逃れたいという方法としてはすごく自由な時間を持てたと思うんですよね。本当に家族にもできない。今は看護師さんも忙しいから聞いてくれない。そこでそういう話をすることで、病気から離れる。レスパイトケアみたいなものですよね。ちょっと横に置いておきましょうということもできるし。

　あと、話の中で聞いていたら、夢も希望もないような人だけど夢を語っているわけだしね。「お金はどうなるだろう」ばかりだった話が、結構夢の話が出てくるし。こんなにしたかったとか、こういうことを考えていたとか振り返りもできているし。そういうふうなことをまとめてどこかに書いておくと、無駄話をしているわけではないということが伝わると思うよね。

五十君　これだけ濃厚な人生を送られている人なので、それこそ空想の世界に自分を持っていってしまえば、そこにちゃんとした世界があるんだと思うんですね。
あと、たぶん患者さんご自身は気がついていないと思いますけど、常に伊原さんは「この人どっちの方向を見ているんだろう」というのを見ながら、常に「その方向に合わせて」とやっているじゃないですか。ものすごく強引に、流れに身を任せているようなことを本当にされている。最初はこの人、固かったじゃないですか。闘っていたじゃないですか。たぶんそれが「この人、身を任せまくり？」みたいな人が目の前にいたため、多少は影響されていったんだと思うんですよね。結果として、それこそ病気の話をしなくなった。そこでたぶん、病気のことと、なんと言うか、それと切り離していいんだと。ご自身のいわゆる空想の世界ではないかもしれないけど、ファンタジーの世界に誘ってくれているというか。かなりリアルなファンタジーですけど。その意味ではメンタル・ケア。逆にいろいろ考えないほうがよかったんじゃないかな。

伊原　なんか、この人が今乗っかっているのか、任せられていないのかみたいなところが、時期ごとの変化みたいなのがたぶんわかっていなくて、常にそのときの出たところ勝負みたいな感じだったので、あんまりそのへん、自分でもわかっていなかったのかなと思うんですけど。

五十君　でもかえって必死だったので、そのぶん病気云々とか複雑に考えてどうこうするという余裕が無くて、とにかく食らいついてやる、みたいな。

三木　ものすごく大切かどうかというのはちゃんと言う人なんで、それで「来るな」と言わんということは、相当役に立っているんですよ。人生の短い時間ということはよくわかっているわけだから、そこで役に立たなかったら「来るな」と言うと思うのよね。絶対に言う人なんです。だから、そこは何か役に立っていると思っておいたほうがいいし、やっぱりずっとそこを考えないといけないでしょうね。さっき言われていたみたいに、必死になって普通の話をするというのは、なかなか難しい技術よ。

栗原　「何か話して」って言われたときに、実利のある農業の話とか、すごい素敵でした。

三木　話がね、この人のストーリーに非常に受け入れやすい話に重なるので、これは看護師さんにはできない話ですよね。

五十君　雑談の内容自体も、最初は採ってくる話でしたもんね、それが最後は育てる話になってた。それとか居酒屋とか、人に振る舞うとか。何か象徴している気がしますね。

加藤　あんまり考えすぎないで聞いていくという良さが、そのまま前面に出ていて。血液の患者さんって治療が、ここからここまでこのレジメンをして、こうしてこうしてとやっていくんですけど、そこは固形がんの患者さんと一緒なんですけど、待った無しの状況というのがある日突然パンと来るのと、あと自分の中で起きていることが見えにくいという、病気に対してリアリティが持てない。だから病気の話をするのがとても不釣り合いな時間というのがすごく多いと私は思っているんですね。

　そういうときに、傍らに行きながら、どんなふうな語らいをともにしていくかというときに、やっぱり相手の中にあるものに乗っかっていく。それがとても大事なサポートになるし。島の中に育った人が島の外に出て、やっぱり島だと限られたところで食べ物も限られているわけだから、魚とか貝は採って食べるとか、そういう現実的な生きるための力というのを子どものときから、そういう場面を見ながら生きてきていて、それを島じゃないところに出て行ってチャレンジする、その生きぬく力というのはとても感じたんですよね。

まあ、そういう背景を気にしながら、背景をあまり掘り下げちゃったりとか、現実に結び付けちゃったりしないで、その人のエネルギーの流れに沿っていくというのが、それがこのケースの、お二人の語らいの素晴らしいところだと思う。

最後はあなたが一緒にいたんだよね。イメージを共有しながらの時間があって。奥さんを帰しちゃったからできたのかもしれないし。そこのイメージは心理士と一番共有していたんだなというのがあって。ああ、寂しくなかったというのは思いました。

伊原　タイミングでした。

加藤　やっぱり、それまでの準備が合っている感じね。

五十君　そんなにしょっちゅう会っていたら、なんとなくそういう感じに。そろそろかなみたいな。

栗原　なんとなく引き寄せられて。

井上　今度生まれ変わったらどんなことがしたいかという感じですよね、最後のほうは。何がしたいか、何が食べたいかというのも、今度生まれ変わったらこんなことしたいなというのを二人で話し合って、最後はマラソンでというところだと思うんですけど、根底にはＡＴＬ、家族から来ているというところの、そこに分身を作るか作らないかという、そして彼自身は子どもが四人もいるんでしたよね。そこの、何だろうなあ、思いというのを、意識しているか無意識かは別にして、まあ言語化が今回は二人の間でされていないけど、そこは絶対にあると思うのね。お母さんからきたとか、お兄さんは亡くなったし、自分も闘病。家族というある意味、分身に近い人が次々に死んでいって、自分は次の世代に四人も残しているという思い。伊原さんはそこをあえて訊かなかったからそれでよかったと思うんだけども、だからそのぶん託したと、何か託されたんじゃないかと思うし。

　これは子どもに見せてあげたらいいというのは、私も本当にそう思うのね。お父さんが最後どういう話をしていたかというのは、子どもが理解できるようになったら。こういう分身の話とか農業の話とか、死の直前にこういう語らいをしていたんだということを、子どもや奥さんが理解できるようになったら話してあげたらいいのかなと思うけれども。

　だから本当に分身の話と、家族の血縁の中でこんなふうに死んじゃったという、その言わない下のほうにあるものを抱えての、とても日常の素敵な雑談だから、意味が違うのよ、私たちが普通に話す雑談と。どれだけ健康を保つためにそういう話があったか。精神科はなぜ入ろうとしたのかな。誰かからのオーダー？

伊原　一応、主治医からの。

井上　何か症状が出た？

伊原　幻視とか複視とか、幻覚が見えたりというのが、ＩＣＵのころもちょっとあったり、最後のほうもまた出てきたというので、たまに先生に来てくれということもあって。

五十君　それでセレネースだったんでしょうかね。

伊原　ですかね。

井上　先生のところの精神科は、入ったらどういう対応を？

伊原　うちは非常勤の先生が週に何曜日かだけに来る感じで、常勤の先生がいなくて、来たときはリエゾン的な感じではあるんですけど、最後のほうは往診で毎週ちょっとお話はしていたみたいなんですけど。何か本人が話すのが億劫になって、あまり話していなかったような気がします。ちょっとうろ覚えなんですけど。

五十君　あまり関わりはなかったんでしょうね。精神科医の影響は少ないですよね。

井上　精神科の受診は結局断ったんだっけ？

伊原　受診は一応したけど、そのあとの感想を看護師さんに訊いたら、「主治医の先生から見たら嫌やったんかなと思う」というようなことを言ってたから。

栗原　精神科の見立ては？

伊原　「身体症状が重くなって抑うつ的な部分がある」みたいな感じの、本人が落ち込んでいるらしい、という。活気があまりなかった。普段はないからですね。

富田　僕がこの話を聞いて一番グッときたのは、一泊二日で地元に帰ってお母さんとお兄さんの供養をしたら影が消えたとおっしゃったような気がしたんだけど、やっぱりスピリチュアルなレベルで何か変化が起こったんだろうなと思って。

　先祖供養とか身代りとか守られているとか分身とか、そういう言葉が出てきて、三男なのに機能的長男の役割としてそれを担っていて、しかも地元というのは離島で古い文化の残っているところで、それをするような役割としてこの世に生まれてきていらっしゃる気がする。その役割をきちっとなさったから、影が消えた。最後に、「移住して田舎に」とおっしゃったり、地元にお兄さん、お母さんを葬られているということは、おそらくこの方のお墓も造られるのかなという気がして。奥さんと小さなお子さんたちの物語がまたそこらへんとつながっているのかなと、与太話ですけど。

　そういうことをなさる役割の人だったんじゃないかなあと。

伊原　というか、そこの責任感みたいなのが、すごいなっていう。

富田　もっと言えば、発病した時点で、地元に帰ってしまえばよかったという気がしなくもないですけどね。これは与太話ですよ。今の医学はそういうことは許さないでしょうけど。ＡＴＬという病気が、全員が発病するわけではないとお聞きしたので、そうすると何かが引き金を引いちゃったわけだから、カルマですもんね。それはまだ医学が解明していないでしょうけど、だから先祖供養を地元に帰ってされたという話と、かぶってしまう。

栗原　そういうのを富田先生が精神科医に入ったらまた（笑）。

富田　僕だったら、先祖供養とか守られているという話になったら、次はこの方が先祖になって、子どもさん方が守るわけですもんね。

加藤　子どものそばにいたいと言ってましたからね。

富田　そういうことをきちっと、生きたい意味とか、死んだ後に、おそらく死後の、死んだらどうなるかという話がたぶん生き続ける、ご先祖様によって生き続けると必ず思っているはずですので。守ってくださる。今までの人生を見たらそうですもんね。

伊原　「死なれん」くらい家族を背負っているというのが、本当に立派だなという言葉しかなくて、それしか出てこないんですけど（笑）。

富田　死んでも守ってくださるわけだからね。

栗原　朝倉というの、今回、水害の被害にあったところですか？

伊原　はい。素敵なところです。

富田　朝倉派なんだ。糸島派じゃないんだ。

伊原　糸島は家から近いんですけど、何か垢抜けすぎて、と。

五十君　最近はですね。

伊原　この人の地元はあまり垢抜けてなくて、わりと自然が残っていて、私も遊びに行ったことがあるんですけど、「行ったことあります」という地元の話とかも結構、合間合間にしていました。

ユーミンの「リフレイン」(「リフレインが叫んでる」一九八八年発表)の話は、最初、たしか歌詞だけぱっと見て何を言っているのわからなくて、「Yahoo 知恵袋」の解説によると、今の男に会いながら昔の男のことを思い出しているんじゃないのかという見方があって、そうなのかと思ったり。とにかく昔のことを思い浸っている。なんでそのことをいきなり「知っていますか」と言われたのか、理由は全然教えてくれなくて。「聴きました」で流れてしまって。もうちょっと最初に訊けばよかったなと。

富田　あなたが考えることじゃない。

五十君　わからないですね。

栗原　何歳でしたっけ。

伊原　四十七歳です。

富田　リアルタイムじゃないですよね。

五十君　いえ、結構リアルタイムですよ。

三木　聴いている世代ですよね。

栗原　高校生くらいじゃないですか。それベースの映画が出てきたくらい。

富田　僕は運命みたいなものを感じるので、その歌詞に。どうして出会ってしまった、とか、大きな流れみたいな、どうして自分はなってしまったんだろうと。

五十君　不条理というのにつながるのか。お疲れ様でした。

家族

09.July.2017

発表者＝加藤真樹子
スーパーバイザー＝井上　実穂

加藤　湯布院の厚生年金病院から大学病院に移って、そのあとに地域の一般急性期病院である大分県厚生連鶴見病院に赴任しました。そこで私は心理専門職として初めて雇用される立場で活動をスタートしました。今日は、入職後、最期の時まで支援を続けた最初のケースについてお話ししたいと思います。

　この方にお目にかかったのが、私自身が着任したその年の秋でした。厚生連鶴見病院には緩和ケア病棟は当時まだなくて、これからつくろうという意欲に燃えていたころです。一般病棟でがんの患者さんがたくさんおられて、地域の中核病院としてどういうふうにやっていくかという病院自体の方向性がようやく見えた時期に、初めて私が心理士として入っていきました。

　今回、どうしてこの方を振り返ろうと思ったかというと、私にとっては、いろいろなサポートの仕方はあるんだけれども、生活のことにまで触れながら入っていくというケースは、やはりこういった急性期医療の現場だとなかなか見えてくるものが多くありません。この方は、病院から生活の場である在宅にもほんの少しだけ関わりながらやってきて、最後の看取りに至るまでいろいろなスタッフと一緒に連携したケースなんですけど、自分の中にこの人との出会いがどういうものだったのか、改めて考えたいと思いました。手応えとしてはあるけれど、何か明確じゃない感覚があるんです。特に今現在、在宅医療の領域にも関わりをもって活動を続けているので、その（在宅の）最初のケースということもあって、皆さんにお話ししながら、自分の感慨も含めて聴いていただいて、何かいろいろと言葉をいただきたいなと思っています。

井上　病院が変わった一年目の、ようやく秋くらいのケースで、生活に触れるというケース、ということですね。

加藤　はい。

事例の概要を最初にお話ししたいと思いますが、患者さんの名前をイメージとして仮につけてみました。ハルタノゾミさん、四十代、女性。独身で、このときは会社員でした。

診断名が大腸がんの一つであるS状結腸がんで、分類は腺がんです。確定診断をされたのがXマイナス三年の三月ということでした。ですから、もう三年間、がんに向き合いながら生活をし、会社に通いながらやってこられた方です。

私がお目にかかったときはすでに肝転移、肺転移、がん性腹膜炎をきたし再発をし

在宅医療に関わりをもった最初のケース

四十代、女性、独身、会社員

確定診断名・S状結腸がん・

三年間、がんと向き合いながら生活し、仕事を続けてきた。肝転移、肺転移、がん性腹膜炎をきたし、骨盤内に再発のため歩行に支障があった

た状態でした。骨盤内に再発をしてしまったので、歩行がスムーズにできなくなってきた状況があるときでした。
　身体の面での主訴は、心窩部痛《しんかぶつう》があることで、みぞおちのあたりがとても圧迫されて痛いということと、体を動かすときに腰とか股関節が痛いということで、がんによる骨の痛みがあるということでした。

井上　治療をしている間は、加藤さんメインでやっていた？

加藤　ずっとそうでした。

井上　それまでは心理への依頼は？

加藤　なかった。心理士がいなかったんです。

井上　ああ、そうか、そうか。

体が以前のようには動かない

加藤　私が初めてお目にかかったときは、「体が以前のようには動かないんです」ということが一番の苦悩でした。
　臨床経過に行きます。Xマイナス三年の二月の終わりから食後の胃もたれを感じて、三月に私が勤務する病院を受診され、いろいろ検査をして大腸がんという診断を受けています。すでにこのときに肝転移も見つかり、手術ができない状態だったので、三月の終わりごろから、大腸がんに有効とされているFOLFIRIという化学療法を続けながら三年を過ごし、Xマイナス二年の十一月くらいから、新たに登場したアバスチンという抗がん剤に変更しました。次のXマイナス一年にはアービタックスという抗

（出会ったのは）症状コントロールを多彩に行っている時期

緩和的放射線治療を行いながら自宅退院

がん剤、セツキシマブというのがあるんですけれど、それを始めたり、とにかく化学療法をどんどん変えて抗がん治療に向き合っていかれました。ときどき胆管が狭窄するということがありながらも、ＥＢＤチューブを挿入し改善をはかりながら、治療に対して前向きな姿勢を貫いていかれました。

また、症状には排尿障害、排便障害、大腸がんということで排便のコントロールがとても難しくなる時期があり、また腎機能が低下して水腎症を起こし両足に浮腫も出ていました。

私がお目にかかったのが、そのような症状コントロールを多彩に行っている時期に重なります。Ｘマイナス一年の十月の後半、このときまでノゾミさんは休み休み仕事に通っておられたんですけれども、職場復帰を難しいと感じ退職をそろそろ決意するという時期でした。

十一月から十二月にかけては緩和的に症状を抑えるための放射線治療を行いながら、十二月の終わりに自宅退院を果たしました。退院後、年が明けてからも、外来通院し抗がん剤治療を続けて、外来では、年末の放射線治療のときから導入された理学療法も継続しながら、体調を整えていかれました。一方で、一人で外来に来るのがだんだんきつくなってきたということで、五月初旬から外来通院から在宅緩和ケアへ移行となりました。その後約一月半くらいを自宅で過ごされて、当院の緩和ケア科の医師が在宅訪問診療を行いました。この間、私も訪問診療に同行することがありました。

自宅では、居間にベッドを置いてマイペースを大事にして過ごされ、トイレまでなんとか自分で足を運んでいたようでしたが、いよいよ動けなくなってきたときに廊下で転倒してしまい立ち上がれなくなり、緊急搬送されてくるという事態となりました。六月の終わりのことでした。そこから再び療養の場が病院となり、九月の初めの看取りまでの関わりあいとなりました。

井上　痛みが出てきたり、体が前のような調子で動かなくなった時期に、加藤さんがちょうどこの病院に来て半年くらい経ったころに出会った、と。

加藤　そうです。

次にノゾミさんの生活の様子やご家族について触れたいと思います。

ご両親は食料品店を経営されていて、ノゾミさんは四人の兄弟姉妹で長女、第一子です。次女は二つ年下ですでに結婚して近くに住んでいて、お子さんが二人いる明るく健康的な方です。三番目の方が五つ下の長男で、隣接する地域に住んでおられてご家族もいらっしゃるのですが、他県に単身赴任をされていました。大変にお姉さんのノゾミさん思いで、治療方法について心配されて、新しい治療法や代替療法について主治医や私たちに病状について情報を求めてこられ、熱心に関わっておられました。

食料品店を営む両親のもと、妹二人、弟一人の四人きょうだいの長女

そして、四番目の三女さんが看護師をされ独身で、ノゾミさん、お母さまと同居していました。医療者ということで、日常的なケアについて病院、自宅を問わず心を砕きながらノゾミさんに近いところで過ごしてこられました。

三女は独身で看護師。ノゾミさんと同居

養女的な存在として、高校卒業まで祖父母の元で育つ

それからお母さんのことなんですけれど、お母さんが二人姉妹の長女だったそうですが、家を継がずに嫁いでしまったため、ノゾミさんは幼少時、祖父母の養女的な存在として、祖父母の元で育ったということです。養女ではないけど養女的な存在として。ただ、近くに祖父母がお住まいで、行ったり来たりをしていて、兄弟姉妹の間では常に交流があったということでした。高校生まで祖父母の家から地元の高校に通学して卒後、地元の大手会社に勤務して販売の仕事をされていました。

井上　おばあちゃんのおうちで養女的なというのは、寝泊まりもおばあちゃんちで？

加藤　そうです。

井上　そのエピソードはいつごろ、誰から聞いたの？

加藤　それは、ノゾミさんのお母さんと面談したときのことです。そのときはノゾミさんの清拭をしていて、病室にずっと詰めておられて、ちょっと外に出てこられたときに聞きました。お母さんは自分の感情をあまり表に出さない方で、言葉もそう多くない方でしたが、このときは、子どものときからどういうふうに育ったとか、そんな話題でした。「大きな病気だったからですねえ」と、娘に対して不憫な生活をさせてきたという感情が切々と伝わるような。

井上　この子は養子でそこで育ったんだとか、この子は不憫なんだということがお母さんから？

加藤　はい。

闘病中、父親が進行がんのためホスピスで死去

地元大手デパートでの販売業務

私がノゾミさんと関わり始めた十月末に、すでに販売の仕事の退職を決意されていて、その後、自宅療養を挟みながら闘病を続けていくということになっていたんですが、もう一つ大きな出来事がありました。Xマイナス一年の三月、お父さんをがんで亡くしていらっしゃるんです。かなり進んだがんで、ホスピスで亡くなっているんです。そのホスピスは病院ではなくて単独のホスピスなんですけれども、そこで亡くなってしまって、何もかも一人で決めて、あっという間だったって。

井上　同じ病院で治療はしなかった?

加藤　そのへんがよくわからない。聞けていないんですけれども。

井上　販売の仕事というのは?

加藤　地元の大手のデパートでの販売業務です。なかなかセンスのある方で、陶器、器が好きで、そういう趣味性のある品目の販売の仕事をずっとしていたそうです。

井上　高校を卒業してからずっと?

加藤　はい。最初はもう少し小さいデパートでお勤めになって、そこでも販売の仕事だったそうですが、そこが閉店したので、それから大手にお勤めになって、今日までずっと販売の仕事です。

井上　大学とかは。

加藤　行かれていません。お母さんが早くから心臓の持病を抱えていたようです。それで、病気の心配があるから母親には負担をかけられない、というのがお子さんたち四人の

思いでした。

ノゾミさんの病気については、先ほども言ったように長男さんがいろいろと情報を提供する役割でした。次女さんはパートで働きながら、健全な家庭を築き上げてゆく良き母であり妻であるという普通の主婦でした。三女さんは仕事の傍らノゾミさんの病状についてかなり深く理解し、関わりながらお姉さんの介護をされました。この三女さんはノゾミさんと心理的に近い感じです。

Xマイナス一年十月、初回の関わり

個別面接の経緯に移りたいと思います。

私が関わるようになったのがXマイナス一年の十月で、本人の入院中に、消化器外科の主治医のK先生から、これまでの経過が話された後に、こんな言葉で依頼がありました。

「若い女性なんですが、とても深刻な事態に接するのは自分はこれまであまり例がないんです。ぜひ入ってほしい」と、請われるように言われました。「心理士さんだよね」と。そして「この人はなかなか自分からいろんなことを言わない人なんだよ」と、コミュニケーションの取り扱い方に主治医として懸念を抱いている様子でした。

井上　ノゾミさんが三女さんのお姉さんだということは、病院のスタッフは？

加藤　みんな知っています。なので、ちょっと関わりにくい印象もありました。三女さんもそれは承知でした。

主治医が私を紹介してくれるときに、「私には言い出しにくいこともあろうかと思うから、何でもこの人に相談してくださいね」と、いつもの依頼のパターンで、はいはい、というふうに、あっさりと手短かに紹介していただきました。

その初回に、さっそく温熱療法の話を私に言い出して、当時はハイパーサーミアという温熱療法があって、北九州で行っている医療施設がありました。「こういうふうなことがあるんですけど」というふうに、私が一番最初にお目にかかったそのときに「ちょっといろいろ考えているんです」と。

井上　それは加藤さんと主治医がいるときに？

加藤　そうではなくて、私と二人の初回個別面接のときに。「こういうのがあるんです」って。

井上　それ、主治医は知らなかった？

加藤　主治医はまだ知らなかったようです。何でも話してくださいと言われたからそういうふうに言ったのかなあと思いながら。とにかく病棟ナースからいろいろ話を聞いていても、「すごく大変な状態なのに何も言わないんですよ」って。「何を訊いても反応がない」って。

井上　そのとき体の痛みとかは？

加藤　そこは特になかった。まだ入退院を繰り返しながらも動けていたし、復職も考えたりしていたので。

担当ナースが言っていたのが、「入退院を繰り返してきついはずなのに、何を訊いても自分から訴えないんです。何を考えているのかわからないんです」って。そこに距離があって、だけどみんなが気にしている、というふうでした。

井上　お姉さんだからというのが要素にあった?

加藤　あったでしょうね。それから、若いということ。がんセンターなど、がんに特化された高度な専門医療施設になると重篤な患者さんで若い人も大勢でしょうけど、地域の中核病院では、やはりがんの患者さんは高齢者が多いんです。それが女性で、まだ仕事もしているという状況もあったし、ご結婚されてなかったということも関わってくる、このような状況は稀だったんですね。

井上　そうすると、あまりたくさんいる患者さんじゃないし、加藤さんも心理士として入ってきて。先生は依頼したかったんじゃないですか。

加藤　相当、困っていたんじゃないですかね。

井上　どんな先生ですか?

加藤　とても温かく、神経が行き届いている先生なんです。「この人に自分があと何をしてあげられるだろう」ということを、気にして悩んでいらした。後日談になるんですけど、本人の食事の様子をみながら、自ら腹水穿刺を行っていました。

井上　ほおー。

加藤　それで一時は楽に過ごせて、すごく良くなったんです。先生なりには、病院で、外

痩せ型で背筋がすらっと伸びて、古風な顔立ち、こけし人形のようなおかっぱ頭

科医ですから、消化器外科。

井上　そう。

加藤　この人の雰囲気ですけど、痩せ型で背筋がすらっと伸びた方で、一五八センチくらいなんですけど、顔が古風なお顔立ち、こけし人形のような、おかっぱ頭にカットして。ちゃんと人の目を見て話す方で、端正な身のこなしが印象的でした。ああ、これは芯が強いから表面がこんなに柔らかいんだよね、と思ったのが私の最初の印象でした。

井上　おかっぱ頭はずっと変えない感じなの？

加藤　変えない。ずっと一貫していました。

井上　どこか少女のようだけど、年齢のわからない、落ち着いた印象だったのかな。

加藤　そう、声がね、大人っぽくて少し低いんですよ。私と同じ……もうちょっと低い。端正で内側に響く声の持ち主。飛んだり跳ねたりしない声で、一定で落ち着いているんです。絣の着物なんか着たら、よく似合って素敵だろうなあという感じの。

井上　凛として。

加藤　はい。私との面接は、結局はお会いした十月から、翌年のこの方が旅立たれる九月の初めまで、その間六十数回ありました。では、最初の面接のところを。

主治医に紹介された翌日に四人部屋の片隅の病床を訪ねました。「体調はどうです

声を詰まらせて、はらはらと泣き始める

治療展開のテンポにノゾミさんのペースがついていけないという不具合

か」と尋ねると、「なかなか便が出にくくて困る」とか「食事の後お腹が張って大変なんです」と、比較的率直に話されました。「ずっと病気をしていて自分で気付かれていることとか、変わってきたと感じることが何かありますか」と訊くと、「以前は一度の入院で大体二週間くらいでよくなって退院できたんだけれども、今回は二週間経っても体が動かない」と、体力の低下とか動かなくなってきているという実感を切々と語られました。

そのとき、生活上の気がかりについても訊ねたところ、「十月の末に退職することを決めているけれども、保険の手続きがどうなるのかが気になっています」というふうなことで、現実的な話題となりました。

「放射線治療についてＫ先生から話がありました」と、「浮腫をとる目的で毎日行う治療だと聞いて、一度は退院したいと思っていたので、どうしようかな。考えてみますって言ったけど……」と言う中で、声を詰まらせて、はらはらと泣き始めたんです。多分そういった感情を直に表現することはない人だろうと思っていたら、涙を流されたので少し驚きました。そして続けて、「治療しなければいけないのかなと思うと、もう何か決められてしまっている感じで」というふうに答えるノゾミさんを見て、相当に窮まってきている様子を汲み取りました。治療展開のテンポにノゾミさんのペースがついていけないという不具合が生じているように感じました。

私は、「自分の見通しを立ててやってこられているのに、今、周囲のテンポがどんどん速くなってきて、追い詰められているように感じて？　それが今つらくなっているのでしょうか」と返しました。

強い意思をもって、自らを端正に律する

この最初の出会いと語らいを通じて、ノゾミさんが強い意思をもって自分を端正に律しようとする気性を備えていることに気づきました。普段、多くを言葉にしない人が感情を交えて自分を表現している姿に触れて、この人にとってかなり窮状が迫ってきているんだろうと理解しました。

一方この回で、身体の不調も取り上げ、便秘があるということでしたから、緩下剤の使い方について服用のタイミングを工夫することを話し合ったりもしました。これはうまくいって、翌日には「よかった。出るようになりました」と言っていました。

それから放射線治療をどうするかという意思決定の問題では、かなり追い立てられている感じがあるようだったので、主治医、医療者側に本人の状況を伝え、家族も交えて丁寧に時間もかけて話し合ってゆくことを提案しました。

井上　なにか、状況に自分の意思や体がついてこないってあるよね。

加藤　そう。

井上　じわじわっと泣くところなんだけど、横になっていて、話しながら涙が流れる感じ？

加藤　ううん。

井上　起きて？

加藤　起きて。

井上　別に気持ちのことを言っているわけじゃなく涙が？

加藤　何かね、ノゾミさんの心のなかに言葉が溢れてきている感じがあった。

井上　ああ、そうかあ。

加藤　それが涙とともに溢れてきて……って感じ。そこまで一人で、どうにか持ちこたえようと頑張っていたんだなという。そうは返さなかったんですけどね、最初だから。

井上　自分でも抑えようがない涙だった。ぼろぼろと。

加藤　そして私、このころね、病院では初の臨床心理士だったから、自分がやっている仕事もスタッフに見せないといけないと思って、ちょっと欲張って、ご存じだと思うんですけど「気持ちのつらさと生活の支障の寒暖計」って質問紙あるでしょう。それと、ＨＡＤＳ（Hospital Anxiety and Depression Scale）という不安と抑うつを評価するスクリーニングを「これ、よかったらやってみて」と言って本人に渡して、つけてもらったんです。そのときに、気持ちのつらさが10点中の9点、日常生活の支障が10点中の10点、マックスという感じだったんです。

井上　そうなんだあ。

加藤　そして、ＨＡＤＳが、不安が11点、抑うつ17点、合計28点。ＨＡＤＳは適応障害のカットオフ値が11点なんですけど、倍以上。「前日までの一週間を自分で評価をしてみて」と言ったら、翌日にラウンドしたときに即座に出してくれました。

「気持ちのつらさと生活の支障の寒暖計」

ＨＡＤＳ（Hospital Anxiety and Depression Scale）

抑うつ症状とは見ずに、追い詰められていることの表現

質問紙に正直に書いた

もっともこういうふうに動いていったときに、当然、院内には精神科医もいるので、薬のことなどを相談するということももちろんあるんですが、この人に関しては、あんまり薬を使ったりするとかえって縛りを強めることにつながって、自律感というものを損なってしまう。なので、これは抑うつ症状というふうには見ずに、やはり追い詰められていることの表れを言葉で表現してくれたと思って、「抑うつ症状は見当たらない」というふうにカルテには記載しました。

井上　かっこいい。

加藤　これを「うつ」と見られると困るなと思って。

井上　うん。そこが何と言うのか、一回目で点数評価して、この指標通りにもしスタッフに返せば、そういう人として見られていたかもしれない。

加藤　「うつっぽいから薬を使ってあげたほうがいいかもね」みたいに。

井上　「あの人、うつだし」とか。でもこの人は、何だろう、質問紙に正直に書いたんだよね。あと、主治医から紹介された心理士の受け入れは、わりとＯＫだったよね。

加藤　そうだったんですよ。

井上　〝万全を期す〟じゃないけど、もう、出会うのはこのタイミングしかない。

加藤　患者さんと主治医の関係もよくできていたんだと思うんです。

井上　標準治療をドロップアウトせずに完遂、ほぼほぼ標準ですよね。

加藤　そうです。

温熱療法を断念して、放射線治療を選択

井上　それで体もこういうことになって。この人がよくつけたよね、正直に。

加藤　ええ。

井上　でもその返しが、加藤さんがいたから、抑うつの患者とか不安マックスの患者と誤解されなかったことがもう見事。

加藤　結局このあと、経過うかがいで四日おきくらいにラウンドしました。そして症状もだんだん改善してきて、便秘がほぼなくなったということが一番大きいんですけど食欲が戻って、そしてちょっと明るくなったんですよ、表情が。それでみんな気がついた。「明るくなったよね」って。私も「ほら、抑うつ症状とは違う」と言って。みんなで「ああ、よかったね」という思いで過ごしました。

井上　温熱療法の話は？

加藤　はい、先に進みます。次が十一月に入ってすぐのころ、治療法についていろいろと考えているんだということで、ノゾミさんから「K先生に相談しました」と報告がありました。実は十月の終わりくらいに温熱療法の話が弟さんからパッと出て、心理介入をしてからわりとすぐのことでしたので、「それなら先生に相談してみたら」とラウンドのときに伝えていました。けれど温熱療法を受ける場合は、県内では施設がなく、他県に治療の場所を移して治療しなければならないことを理由に断念して、十一月には放射線治療を選択しました。「お腹の張りがあるので動くときに少し苦労するんですけど、できるだけ動けるようにしたい」。また、「仕事のことでひとまず一段落

して、よかったかもしれない。そのことで悩まなくなった」というふうに、自分がコントロール感を回復している様子がノゾミさんから語られました。

病気の話だけでなく、話題が広がる流れにまかせて、物事の決め方や性格なんかを訊いてみると、「わりと人に言わずに自分でするほうかもしれない」と。これがまさにその通り、と思えて印象的でした。

改めて私はスタッフに、この人が「ものを言わない、一人で考えようとする人で、ご自分のなかで解決しようとする姿勢を持っている人であることから、今後も医療者は少し待つ態度をもって、この人から出てくるものを支えていく」ということを申し合わせました。

井上　いつもながら、こういう加藤さんのスタッフへの返し方は、テストといい、スタッフに役に立つ。絶妙ですよね。

加藤　十二月に入ってくると、さらに経過が落ち着いてきたんですね。ただ依然として、食べるとお腹が張ってしまうということがずっと続いていました。食べることがこの人にとっての楽しみの一つで、雑誌なんかを見て、「あ、帰ったらこれをつくろう」とか。

「あ、帰ったらこれをつくろう」

井上　つくる人なんだ。

加藤　はい、そういうお話をしていました。

ある日、食べられることを喜んでいたので、「美味しく食べてる?」と訊いたら、病院食の味向きについて何か感じていることがあるようでしたが、そのことをあまり周りに言っていないみたいだったので、「じゃあ、私よりも食事の専門家がいるから、ちょっとその人に来てもらって、いろいろお話をするといいんじゃないかな」と言って、管理栄養士さんの介入について主治医を通じてお願いしました。

そうこうしていると少しずつノゾミさんの生活のペースが落ちついてきて、十二月の半ばになってそろそろ退院の目処がみえてきました。面接の中で、「そろそろ放射線治療が終了するけれども、治療をしてきたことで今身体で感じていることとか、とりあえず退院後の生活の見通しについてどう思っていますか」と、こちらから話題を立てていきました。

身体症状は、わずかなんですけど腰痛が出てきました。「両方の足の浮腫は放射線の治療でなくなって、歩きが楽になってきましたけれども、腰痛はたぶん（よくなるのは）これからになるだろうなあ」ということでした。その様子から病棟スタッフは次に備えて、起き上がりのときの援助やベッドの硬さの調整、楽な体位の確認を行うなど、一所懸命にケアについて気配りをしていきました。

井上　ちょっと戻すけど、料理のこと。この人は誰と住んでいたかというと？

加藤　お母さん、妹さんです。

井上　女三人で住んでいて、この人がわりと料理をしていた？

加藤　はい、する人だったんです。

動けることは、ノゾミさんにとって大事なこと

試験外泊を挟み、在宅復帰へ向かう

お母さんはお店を経営しているんです。小さな食料品店で、軒先にタバコ屋さんのコーナーがあるそうです。母方の祖母が食料品店をやっていて、お父さんがご商売を継いで、いっときはかなり華々しくやっていたんですけど、亡くなってからは食料品のほうは少しずつ減らしていって、昔ながらのタバコ屋さんみたいになっていたようです。かなり夜遅くまで店を開けていて、十時くらいまで、お母さんが。そういうこともあって、ノゾミさんが食事をつくっていました。動けることは、ノゾミさんにとって大事なことでした。

実際にはこの方は、体の感じをいつも自分でモニターしていました。放射線治療が終わった後にどんなふうに身体に影響が出てきて一日の様子がどうなっているのか尋ねてみると、「朝はだるい。午後は動けます。夕方からもう一度きつさがあります」ということだったので、動ける時間を上手に使って自己管理していけるように話し合いました。そして試験外泊を挟み、在宅復帰へ向かいました。

退院前の主治医による病状説明に、私も同席しました。ノゾミさんは「起き上がるときに腰の痛みはあるけれども、動き始めたら動けそうな気がしてきて、退院しようという気持ちになりました」と意思をしっかりと示されたことが大変印象的でした。年末年始はぜひ自宅で過ごしたいという希望がありました。また継続治療については家族とも話し合いの結果、「元気になったから、外来でもうひと頑張りします」というところで、アービタックスという分子標的治療を一月の半ば過ぎから再開するとい

う約束で退院しました。

在宅サポートの体制を整えるということで、ソーシャルワーカーとの連携

次に外来に治療の場が移って、自宅では在宅のサポートの体制を整えるということで、ソーシャルワーカーとの連携が大事になっていく時期です。私は特別に面接の時間を持つのでなく、外来で診察を待っている時間に声をかけてオープンスペースで様子を聞いていきました。というのは、外来にも心理相談室はあるのですが、改まって座って一対一で面接をするというのが、このころはきつそうだったんですよね。

井上　どういうかたちで加藤さんが？

加藤　外来の待合の椅子にほんのわずか横に座ったり、時には外来のベッドで横になって診察を待つ間に傍で話しかけたりです。本人のセルフコントロール感がどんな具合かを主に訊いていました。

一人で通院

本格的に鎮痛剤を使い始める

「家はやっぱり居心地がよくて、安心ができて」と居場所の感触を話してくれました。驚いたことに、バスやタクシーを使って一人で通院してこられました。まあ腰痛とか左股関節に加えて、だんだん関節痛も出てきていて、本人が寝返りをしたらそのまま身体が固まってしまったという報告もありました。なので、いろいろなサービスをどんどん入れて、少しでも楽な環境で過ごせるように、主治医と話し合いをもって、ソーシャルワーカーが生活を整えることに一役かうことになりました。このころから主治医も本格的に鎮痛剤を使いはじめ、ノゾミさんはオキシコンチンなどの医療用麻薬を服用しながら、なるべく痛みを抑えていくことを目指していきました。

バレンタイン間近……塩麹の小さなビンを持ってきて、「先生にはこれ」

井上　妹さんは？

加藤　このころは直接妹さんとは話をしていません。もちろん病棟も違うし、まだ動けているという状態で、妹さんから私に話もありませんでした。

井上　家族にも？

加藤　はい。とても印象的だったのが、二月のバレンタインが間近になって、外来にノゾミさんがやって来られて、そのときにご本人が塩麹《しおこうじ》の小さなビンを持ってきて、「先生にはこれ」って

井上　へえー。

加藤　みんなにいろいろなものを買ってきたんです。それぞれに工夫を凝らした品を。その塩麹というのがお取り寄せのもので、そのへんのじゃないんですよ。よほど料理の話をしたからかなあと、そのとき思いました。

井上　そうだね、楽しかったのかなあ。

加藤　「先生にはこれが合うと思って」って。自分が前に勤めていたデパートに買いに行ったということでした。まだ自分で杖をつきながらでも動けていたんです。

井上　一人で買いに行けたんだ。

加藤　そう。

井上　でも、それを言えたのは加藤さんにくらいだったかも。「一人でタクシーで来たんだ」とか。

緩和外来で診察しながら往診もする

家族から病状説明の申し入れ

加藤　そうかもしれない。それでまあ、私は話を聞いていて、もちろん痛みのコントロールをしてはいたんですが、外来だけでは足りないのかもしれないと思っていました。それで、二十五回目の面接のときに、どうもノゾミさんには必要性を感じていましたし、本人も必要だということを言ったので、緩和ケアチームの医師の介入について話し合いました。外来の主治医とは別に、疼痛緩和の専門の先生に入ってもらってはどうでしょうかということで、緩和外来で診察しながら往診もするという形を整えていきました。

　ちょうどこの時期、家でご本人をみて家族も心配になってこられたんでしょうけど、家族から病状説明の申し入れがありました。ノゾミさんを「どう支えていっていいのかわからない。どうしたらいい？」というのが出てきたんです。そして話し合う場がもたれて私もそれに参加しました。家族の心配は、「本人からどうしたいというのが聞かれないので、体調の悪そうな様子のときにどうやって声をかけていいかわからない」ということで、「今後抗がん剤治療になったら、本人の意思を踏まえて進めてほしい」という要望がありました。つまり自分たちではどうしていいかわからないから、医療の先生たちで本人が一番思っていることをしてほしい、という感じ。これが二月くらいだったんですけれど、三月の末にはお父さんの命日が控えているので、家では一周忌を行うことになっていて準備が進められていきました。

　そうこうするうちに三月の終わりになって、外来ベッドでいつものように横になっ

直接的でないコミュニケーション

て診察を待つノゾミさんが、ぽつぽつと胸の内を明かしてこられました。
「今の化学療法を続けていることに何の意味があるのかなと思うんです。病院に来るのも、本当を言うと一週間に一度はだんだんきつくなってきて、十日か二週間に一度くらいだったらいいのに。痛みがあったら動けない。家で痛みがなければ楽だと思うんです。痛みがあると、きついだけじゃなくて気持ちも落ち込んでしまう」と、体の状況と心境を語って、ここでも涙を流されました。「よくわかります。本当にそうだと思います。ここで先生とこのお話を一緒にできますか」と問うと、「ずっと気になっていたことなので」と言って、深く頷かれました。
このときは、ノゾミさんは横になっているんです。私は椅子に座って聞いています。イメージなのですが、この間の空間に何かテーブルみたいなものがあるとしたら、ノゾミさんが手を差し出してそこに言葉を一つ一つ置く。私はそれを一つ一つ受け取る。そのときの光景は、今思い返しても心にしみてきます。

井上　見えないテーブルにノゾミさんがこう置いていく。

加藤　そう。直接こういう、やったりとったりの感じじゃないんです。ああ、この人とはこうなんだと思った。

参加者　料理みたいですね。

加藤　ああ、そうね、料理みたい。

井上　そうかあ。

緩和ケアが主体となって疼痛緩和に使うオピオイドを導入しながらやっていく

短期入院。放射線治療開始

加藤　なんかね、ノゾミさんが本当に切実になってきているということが伝わってきました。これまで黙って一人で堪えてきているという思いが私の中に沸き上がってきて、これは何とかしなくてはと思って、胸が熱くなった。

井上　そうかあ。そして、一つここに置いて、受け取ってくれるのを、ね。

加藤　治療の変更とか、これから先の大きな決断に迫られて、自分で何かを決めていかなきゃいけないという場面に、たまたま私がいたに過ぎないのかもしれないけど、そういう話に当然なります。いつもそういうときは差し迫っているという感じでした。

井上　そこまで頑張る。なるほど。

加藤　結局、このあと化学療法を取り止めにしたんです。心窩部の痛みに対しては、もう少し放射線治療もできるかもしれないというので、まあ放射線治療は、治療している間の苦痛は比較的少ないということも相俟って、そちらを希望されました。

　この件を、妹さんや弟さんにも話したようで、家族のことを気にしていました。在宅で生活をどうするかということを思案されている様子があったようです。痛みの治療にはすでに緩和ケアのチームが細かく関わることになって、なるべくですが。このころは、疼痛緩和で使うオピオイド（医療用麻薬）について、外科の先生たちが使いこなしてはいなかったので、緩和ケアが主体となって導入しながらやっていくという状況でした。

　そして四月初旬、痛みを取るために短期間入院し、放射線治療が始まりました。当初から「放射線が終わったら家で過ごしたい」という希望がありました。再入院してから二日目に、ノゾミさんを病室にお訪ねしました。そうしたら症状が軽くて、いきいきとした笑顔のノゾミさんに私は久しぶりに出会うことができたんです。ああよかったと思いながら、とりあえず、「今回はどんなふうなことで入院というふうに思ってるの」と訊くと、「痛みについては今の薬の調整でいいかと思う」。痛みの調整はうまくいっているようでした。「飲み薬が多くて食事ができなくて困っています。今月に入って息苦しさが続いてきたので、今はおさまっている。水（腹水）が溜まっているかどうか診てほしいんですけど」と。放射線治療と併せて診てもらうことをしっかり自分で捉えていて言ってこられました。

井上　加藤さんの訊き方が自然で、彼女にとったら、もう自分の考えを話して大丈夫な関係ね。

スクリーニング「気持ちのつらさと生活の支障の寒暖計」、ＨＡＤＳを定期的に行う

加藤　こちらも馴染んできているしね。このときは放射線を十回しかかけられない状態で、週末は外泊して、またお腹の痛みが取れれば家に帰りたいと語っていました。

最初に、スクリーニング「気持ちのつらさと生活の支障の寒暖計」、それからＨＡＤＳの質問紙を行いました。入院している間は、私はこの方には実は二週間に一回くらい定期的にやっていたんです。というのは、一つは、これをやるといいかなと思ったのは、言葉で訊ねるよりも自分でパッと評価してくれるほうが、この人にとっては楽かもしれない、と。それに沿って話を聞いたほうが、具体的なことを話ができると

いうふうに思って。つまり、ノゾミさんが自分で気づいたことからセルフケアするという、本来ノゾミさんに内在している力を使っていくほうがよいと考えていました。

この入院までスクリーニングを続けてきて、五回目を行いました。これが四月から六月までのこのときの入院なんですけど、このころには、だんだん楽しみが失われつつあって、これから先あんまり希望が持てないなあというふうな結果が示されました。このときに、気持ちのつらさが10点中の5点で、日常生活の支障のほうが10点中の8点でした。気持ちの問題よりも、やっぱり生活のしづらさのほうが強く出ている。ＨＡＤＳでは抑うつの指標が11点で、不安の指標が5点、で足して16点。ということで、ああ、なるほどなあと。

だから、評価してくれることのほうがこちらにもわかりやすくて、どうしてそういうふうになっているのか、体の失われてきている機能が問題になってきて、気持ち（つらさ）に影響してきているように考えました。

井上　この人にとっては何か自分のことを言えない、言わない人だと思うから、そう思ったら唯一スクリーニングが、自分が正直になれるツールというか、わりとそれがよかったかもしれない。

加藤　この人には、よかったかもしれない。

井上　つらさを言えないけどわかってほしいとか、これを命綱のように思って、この紙が。私のことを読み取ってくれる人がいるというのも、なんかこの人にとったら、それくらいのところでしか出せないような。

加藤　やっぱり、自分で思うことを、自分でよくわかっているわけだから、そこをゴチャゴチャ言うんじゃなくて、スッと出せるというのが、この人にとってはよかったかもしれないなとは思っています。そういうやりとりをしてみて。

テーブルに置く
それを受け取る

参加者　それをこう、テーブルに置く。

加藤　そうそう。何度も質問紙を持参していて、これぐらいになってくると「はい」と受け取って、その日に書いてくれることもありました。「この一週間ぐらいの様子を書いみて」と言って、そのあと私がピックアップに行くという感じ。すると「はい、そこに書いたから」みたいな。その中身をそのピックアップするときに訊くというふうでした。

井上　正面から「よしよし」っていう感じは、そういうのはそぐわない人だよね。

加藤　ねっとりしっとり、あんまりやり過ぎちゃいけない。

井上　そうかあ。

加藤　私の中では、本人の心を開くという時間をこちらが提供し過ぎちゃうと、この人が保ってきているこの人の生き方だとか、今まで育んできた我慢強さとか、それを崩してしまうのは何とも心苦しいという気持ちがありました。

井上　この人が加藤さんの前でもう二回泣けてる、涙が出せたということで、何かこの人は、表現というか、たぶん意識してないのかもしれないけど、自分の何かを超えて涙が出るようになった。たぶん加藤さんとの中でそうなったことに、驚いていたかもしれないなと。なんで泣いているのかなって。場面場面で涙が出るという。そして、症状が落ち着くでしょう。

加藤　ええ。入院のたびにきつくなってきて、症状が出てきているからそれに対して放射線治療、じゃあ元気が出てきたから抗がん剤治療をしよう。で、また放射線して痛みを我慢しようか、みたいな。そういう山あり谷ありの一連の治療の中での出会いなんです。

でも、やがて難しくなってくるというのは本人も覚悟していくし、主治医はもっと前からすごく厳しくなるとわかっていたので、ぎりぎりだったんですよね。今回の入院のときも、家で過ごしたいという意向の下に、ソーシャルワーカーがポータブルトイレを入れたり介護福祉用品を準備しながら、家での家族に対するサポートについても気を配りながらやっていきました。この入院の期間はチームで関わっています。

やがて放射線の治療が終わり五月はじめに退院となりました。連休が間に挟まるんですけど、緩和ケア外来にも二週間にいっぺんぐらい来られるようにはなっていました。連休明け、消化器外科および緩和ケア外来の診察に久しぶりに同席して、最近の様子を訊いたときに、体の様子なんかもう訊けないな、という気持ちになりました。動けなくて。

今までは、「どういうところがきつい?」とか、身体の様子を訊くというところか

五月はじめに退院

体の様子なんかもう訊けないな

「家の人にいろいろ言われるのがちょっとつらい」

スピリチュアルなことを表す肉声

らこの人の心情についてつないでいくような話の仕方がメインでしたけども、全体に浮腫は出てきているしお腹は張ってきていて、腰痛があって横になるのも苦労する状態だったので、このときには私のほうがどう訊いたか忘れちゃったんですけど、最初に心情を尋ねているんです。すると、「家の人にいろいろ言われるのがちょっとつらい」って答えました。ポツリと漏らすように、「食事ができるようになってから、ちょっと体調が落ち着いたかな」と遠慮がちに近況を述べていました。

当然のことですが、家族が大変心配して先走っているようで、服薬の量が増えることとか、周囲の配慮の細やかさが、かえってノゾミさんの負担になってきている、そういった状態が私にはうかがわれました。この人にとって、一所懸命辛抱して自分のペースで何とか日々をつなごうとしているんだけれども、そういうふうに自分でやろうやろうと思っていることがどんどんどんどん難しくなっていくということが、その人の存在感を大変圧迫しているように思えました。この言葉の中に、なんと言うか、ああこういうことがスピリチュアルなことを表す肉声なんだと、印象的に覚えています。家の人がいろいろ気遣って言われるのを、この人は全部自分で対応してきて、家族のことも思いながらやってきて、ああそういうことなんだって、ちょっとグッと来ました。

井上　ほんとう。家族とは大人になってから一緒に暮らしたんですよね。

加藤　暮らすのはね。

井上　「家族」という感じが、四人きょうだいの中でこの人だけちょっと違った。頭で理解する家族と、実際の生活レベルの家族。肌の感覚とか、どう頼ったらいいとか、支え合うという感じとか、そういう経験が、今はされるけど、初めてのことばっかりだったかもしれない。おばあちゃんはこのときは？

加藤　亡くなられています。

井上　その情報は、このときには加藤さんはわからなかったよね。

加藤　そうそう。

井上　「家の人からいろいろ言われるのがつらい」という言葉は、一見よくある患者さんの言葉で、取り立てて珍しい言葉ではないんだけど、でもこの言葉が加藤さんの中ですごくスピリチュアルに通じているということの情報が、今は種明かしされているからわかるんだけど、「そういうことだったのかあ」と思うよね。時間が戻り、家族とこの人との関係、本当につらい。普通の人のつらさとは違うつらさ。

加藤　はじめからわがままが言えて、育ってきていて、やったりとったりがいつもやれている家族関係じゃないな、ということは気づいていたんです。なんだか家族が妙に「何を考えているのかわからない」とか、〝これは何？〟って問いがありました。

井上　家族も本人にぶつかれない、というか訊けないし。

加藤　そうなんですよ。そしてまたこっちに頼ってくる。

井上　加藤さんのアセスメントで、この言葉だけ何かスピリチュアルな部分に触れるという感覚があった？

家で過ごさせるために医療者ができることをやって現実的に動こう

加藤　尋常じゃないという感じがしたんです、このとき。とにかくこの人を家で過ごさせるために、本人が痛みが取れて、家に居たいと言っているんだから、そのために私たち医療者ができることをやって現実的に動こう、と思っていました。彼女が生きていくということに向き合おうという力をまだまだ感じていたから。

そのあと主治医と緩和ケア医と話し合いを持ちました。私自身、ある程度の距離感をもって緩やかな関係で見守る体制づくりを意識して、その場所を家につくったほうがいいと確信していたので、症状コントロールを主目的とした在宅緩和ケアの提供が必要だと考えました。そこで、「訪問診療を行いましょう」という流れになりました。

「訪問診療を行いましょう」という流れに

井上　今思ったのが、こっちの方針。例えば、この人を家で過ごすことができるように全部の資源を投入して、こっちのほうに行くぞとなってきて、セラピストもそうだと言ったときほど、うまくいかないのね、経験上。

で、「あれ？　もしかしてこれは違うことをしているかもしれない」っていうイメージがあったの。何故ならば、この人にとって家はもちろん大事なんだろうなと思うけれども、家族もこの人に、なんか近づけない。この人も家族に何か頼れない命綱は、こうやって出したものを受け取ってくれる加藤さんだけのような気がするのね、このときは。もし在宅で過ごすということになると、加藤さんとのこのやりとりがね。ちょっとそこらへんがなんとなく。

加藤　それで私も在宅に行こうという気持ちになったんですよ。

井上　そうかあ。

加藤　私も行く、って。これは医者だけに任せられん、って。

井上　ああ、そうかそうか。そうだね。

加藤　そういう在宅に対する、持っていくときのこっちの覚悟というのがある。

井上　そう、そうだよね。そこがさ、それぐらいの覚悟をこっちはしないと、というのと、方針がほぼそっちに傾いたときの危うさ。このケースで言えば、家がいいし、誰にとっても家なんだろうけれども、と思って。でも今の話で、そうかと思いました。

加藤　それ（危うさ）を感じていたんですね、うっすら。私、それまでは在宅って一切知らなくて、見たこともなくて。だけどここまでこうなったら、もうこれしかないでしょう、って。たまたま緩和ケア医が「訪問診療できるよ」と言ってくれたから、じゃあもうそれに乗っかって、「本人が言うように一度やってみよう。そして私もその流れに乗って一緒にその川を泳ごう」というふうに思わせてくれたんです。

井上　なるほど。

加藤　六月に緩和ケア医の要請で訪問診療に同行しました。このときは訪問診療が二回目でした。最初は私も遠慮していたんです（笑）。だって最初から私が行ったりしたら意味が違ってくると思ったので、そこはちょっと考えました。それで「行きたいからぜひ声をかけて」と言いながらタイミングをみていて、（緩和ケア医が）声をかけてくれたので同行しました。

それで、横になっていたノゾミさんから聞こえたのは、「妹にいろいろ頼って負担をかけるなあ」って涙声でした。それを聞いた家族も、同様に頬を涙で濡らしていました。

緩和ケアの医師は「発熱が持続したり、家で心配な病状になったときにはいつでも入院できるからね」とその場で伝えて。お家では台所に隣接した居間にベッドを置いていて、お母さんや妹さんたちがこういつも見守るというような雰囲気がしていましたが、この家はお母さんも仕事をしているし、妹さんもずっといるわけじゃないから日中一人の時間も結構多いだろうと感じました。ここでどういうふうになるんだろう、少し気になってきて私から「またこの後も続いてお家にお邪魔してもいいですか」と訊いたら、「はい、お願いします」と答えて視線を返してこられました。この先動けない状況というのはもっともっと家でも進行していって、この状況そのものは、家族にとっては不安を煽《あお》るだけかもしれないというふうに思っていました。

　私としては、しばらくは家族のそういう不安に対することも含めて、家を訪問することは大事と思い、緩和ケアの主治医と、もちろん本人の話をうかがうのが役割だけれど、家族の面接も大切にして、先生が診察しているときに私がこちらのほうで家族と話もできるから、そういうふうに訪問しましょう、というふうに戦略を話し合っていました。

（訪問した）その日に緊急入院

建った当時はモダンであったろうと思わせる、自宅というよりは、レストランみたいな家

ところが、本当にこのタイミングで、私が病院から迎えに行ってしまったみたいな感じで、その日に緊急入院になりました。だから一回しか同行できませんでした。

ご自宅は、三階か四階建てくらいのビルに住んでいました。一番下がお店で、自宅が二階から。二階に玄関があって、建った当時はまさにモダンであったろうと思わせるような、自宅というよりは、レストランみたいな家。

井上　ふうん。

加藤　入口が普通の住宅のドアじゃなくて、レストランのようなドアで、入ると、細い通路があって、ガラスのある壁があったり、奥へ向かって空間が広がって、ノゾミさんの部屋は三階で、それを二階に下りてきていて、三階というのもビルだから外から階段を上がる造り。

井上　出ないと行けない。

加藤　そうです。二階は居間しかない。お母さんは居間でいつも過ごしているらしく、妹さんは上で。陽射しはさほど入らない。ビルがお住まいでした。

井上　暮らすの結構大変だったよね。

加藤　だから住宅という感じとは少し違う。

大江　街中でしょう。

加藤　超街中です。庭があるような一般住宅を想像していたので。

大江　でも、やっぱり高度成長期に栄えてそこにずっと住んでいるとしたら、まあ感覚か

らしたら普通ですよね。

加藤　そこに住んでいる人にとってはね。

大江　はい。陽が当たらないとかいうのも、そうなんですけど、住宅街のおうちというのとは全然違うおうち感覚。

加藤　生活文化も最初からそういう感じなんだろうと思いました。

井上　この人にとっては違和感という感じはない？

大江　お店をしていれば、もうそういうおうちのセットというか。

井上　馴染んでいる感じですもんね。で、入院しちゃった。

加藤　翌朝出勤してみたら「昨日の晩に運ばれてきたんだよ」と言われてショックで愕然としました。

再入院。三女の付き添い

そして最終のセッションに入っていくんですけど、やっぱり腰の痛みが問題で緊急入院となったということで、一旦痛みが治まると、いつもの物静かな雰囲気の中で入院生活が始まりました。突然の入院になったことで、ここから妹の三女さんが仕事の休暇をとって介護にあたるようになりました。

季節は六月の終わりで、本格的な夏を前にした蒸し暑さが際立つころです。主治医から、母親を除く家族に、股関節痛が両足の骨折によるものであることが伝えられたんです。そして生命の予後が、この夏が一区切りであるという厳しい病状説明がされ

主治医、家族ともに本人に予後は伝えないことにする

ました。病棟ナース、ソーシャルワーカーとともに私もその話の場に同席することになりました。主治医の説明と家族の意向とが両方重なった形で本人には、骨折とは伝えない、予後は伝えない、ということで、「転倒したことで両足にひびが入っている」と伝えてやっていこうと申し合わせました。

　私は外科の定期的なラウンドに毎回同行し、病棟ナースがいる中で本人の様子をうかがい、体調や入院生活について日々話し合いながら、経過に沿っていきました。それとは別に個別で訪室し、時間をきちっと持つようにしました。本人と向き合う面接を丁寧にと心がけていました。その理由というのが、時間が少ないということは、本人が誰よりもよくわかっているだろうと思っていましたし、また、ここで引いてしまうと私自身が心残りも増えるかなと思って、そう意識していたんだと思います。

セラピストの心残り

　痛みの他には、このときは両足の浮腫が問題でした。骨折をしているということが関係していたようにあります。そして胸水と腹水が活動の一切を遮るかのように溜まってきているので、意欲の低下とか倦怠感がかなり生じてきていました。特に腹水穿刺は、週に一回ではなくて、だんだん二回、三回と繰り返すようになっていきました。

　一方、緩和ケアチームのナースが、ノゾミさんがリラックスして過ごせるようにと調度品なんかも持ち込んでくれました。その中にはアロマランプがあって、アロマオイルの香りを試すなかでノゾミさんが最初に選んだのはオレンジで、ちょっと元気が出る香りでした。

家族についての（ノゾミさんの）心残り

悲しみをまっすぐに表現

身体が一息ついた七月の初めには、ノゾミさんが私に、家族についての心残りを語った場面があります。「自分のことは大丈夫なんです。ただ家族のことが心配で、家族にそれぞれ、後のことをノートに書いてきました。そのノートはまだ渡してないんですけどね。きょうだいが多いので、助け合ってくれることは安心なんですが、母が心配なんです」と。それで、「あなたは長女さんだから、お母さんのことが気になるのよね」と言葉をつなげようとすると、すぐに、それを遮るようにして「本当は反対なのに」って。「母の世話をするはずの私が母の世話になっています。申し訳ない気持ちで」と涙を流されました。自らの置かれた今の状況をわきまえている語りの中に、大切に思っているごきょうだいとか、お母さんのことを心の中にしっかりと映し出しているようでした。この人自身が情愛を持つことに向かって、それを深めよう深めようとしてやってきたんだなということが、その雰囲気ははっきりと感じられました。まだ私は「何でなんだろうな」みたいに思っているわけです。ただね、このときに、悲しみをまっすぐに表現されたという感じが伝わって、この人の中に私がいるようで。それには心が震えました。

硬膜外ポートの設置。痛みのセルフコントロールが可能になる

このあと主治医の取り計らいで、骨折の痛みに対してはペインの専門家、外から来ているペインの先生がいるんですけど、硬膜外ポートを造設されて、モルヒネをそのつど徐放できるようにして痛みを取るという治療が開始されました。痛みに対してタイミングを計ってセルフケアができるようになってきました。自分で痛み止めを使い

病棟のチームと緩和ケアチームと、非常勤のペインの先生とが一体となる

病棟がケアの本体となり、チームはコンサルテーションを中心とした間接的なサポートへと移行

こなすことができるということが、この人にとって大事なんですよね。

ナースサイドでは、身体的なケアの際にも痛みをできるだけコントロールできるさまざまな工夫が取り入れられて、ケアの時間帯を本人の体調に合わせること、例えば清拭の時間というと何時から何時までと決まっていて朝早めに行ったりするんだけど、ノゾミさんが休んでいるときには少し時間をずらそうとか、妹さんがナースということもあって寄り添ったケアをしようというので、すごく一所懸命にナースが個別に動いていきました。病棟のチームと緩和ケアチームと、非常勤のペインの先生と、そういう方たちが一体となりました。特別な病棟がなくても、緩和ケアを日常の医療の中から提供できると感じることができました。心強い思いで後押しされながら、私も一緒にやっているという体験と気持ちに満ち溢れていました。

このときノゾミさんは「痛みは気になりません。夜に何かあってもすぐに来てくれるので安心して眠れます。少し腹水を取ったりするとお腹もすいて食べられますし、段階もこちらに合わせてもらえるのでありがたいです」とおっしゃっていました。もう妹さんが休んで一緒についているので、摘便なども積極的に対処されていたようでした。「摘便するとだいぶ楽だし、水も抜いてもらえるし、家にいたらこんな処置はしてもらえなかったかもしれないから」と病院のケアへの満足感さえ口にされました。

このあたりまでは緩和ケアチームも直接的に関わり合いを持っていましたが、ここまでくると本人と家族が関わる病棟がケアの本体になりました。そこで、チームはコ

ンサルテーションを中心とした間接的なサポートへと移行していくということになりました。

そして八月に入りました。休暇を取って世話をしていた妹さんが、職場の都合でこれ以上は休めないため復職が決まりました。夜はお姉さんのいる病室に帰ってきて寝泊りをする生活を続けて、仕事を再開するということになりました。このことを前もって、私と妹さんとノゾミさんと三人で話す機会があったんです。「このままずっと、というわけにはいかないので。でも前と同じように夜はここで寝てくれるのに何だか……」と、「変わらないはずなのに」と、また沈黙。言葉を区切りながら涙されました。私も同じように、胸が熱くなる思いをしています。

こうして、ノゾミさんは一人で過ごす時間が増えていきました。妹さんが復職した日の朝に病室を訪ねると、オレンジの香りから、少しスパイシーな香りに変わっていました。このころは家族が帰宅して、夕方から誰もいない時間があったため、私はできるだけ夕方に訪室することを心がけていきました。二人だけで過ごすわずかな時間となっていきました。だんだん近づく将来について自分の願いを語っていく場面があります。

「これから痛みが強くなってきたときには、眠気が出ても痛みを取ってほしいと思います。話ができなくなってもそちらを優先してほしい。痛み止めを増やすとか、薬を使ってもらいたいです」と自分から切り出してこられました。そこで「痛みがある

「これから痛みが強くなってきたときには、眠気が出ても痛みを取ってほしい」

決意を込めた本心

「よく見てくれているんですね」

のが一番つらいこと。でもそうやってよく考えてきているんですね」と意思を受け取ったことを伝え、「そういう大切な考えを誰かに伝えておくのは、例えば今までお世話になっているK先生に話してみるのはどうでしょうか」と希望を主治医につなぐことを勧めると、「明日その話をしてみます」と、天井をまっすぐに見て話をされました。

私は、これまで自分のことはあまり口にしないノゾミさんが決意を込めて本心を述べたことがとても大事なことだと考えて、今まで私たちがノゾミさんに対してケアをしてきたことの姿勢を、ここで話して、わかってもらって、それでよかったかどうか訊きたいという気持ちになったんです。それでこう言いました。

「私たちはノゾミさんが、いろんなことに対して自分から行うという姿勢や気持ちをお持ちなので、そこをサポートするという態勢を今までずっととってきました。そのノゾミさんの姿勢に私たちが本当に心を打たれて学ぶものがたくさんあったと思うんです。ありがとうございます。ただあまりおっしゃらないときは、『少し待って』という意味だと思って理解してきました。それでよかったですか。……また、それでいいですか」と訊いてみました。すると、ノゾミさんがにんまりして、「よく見てくれているんですね」って。私自身がここで心が通い合う時間をもたせてもらいました。

改めてこれまでの彼女の、深く沈黙をすることであるとか、一人でグッと堪えていたりとか、自分を律してやっていく姿勢に共感できたと思った瞬間でした。

井上　今までこうしてきたのはあなたにとってよかったかと、そこまで訊いたんだ。
加藤　なんで訊いたんだろうと思うんですけどね。
井上　それは、難しい会話。これで合っているかって、その人に合わせていくところだから、相手を尊重しているやりとりだと思うけどね。
　やっぱり自分たちは思いでそうしていたけれども、あなたにとってそれはどうだったか、という、自分たちの行動をどう評価しているかを訊くということで、こっちは怖い。
加藤　そうそう。
井上　でも、すごくセラピューティックなやりとりだし、とても温かい感じがする。そして、相手は〝にんまり〟とね。そこは加藤さん、すごい。
加藤　「よく見てくれているんですね」と言われたのが、そういうふうに思いました。
井上　何より今回の入院で加藤さんが腹をくくったじゃないですか。そのへんから流れがいい感じで来ている気がする。
加藤　お盆が過ぎて、季節は夏が終わろうとする時期で、本人からそういう最後の薬の使い方の意向があったことを私も主治医に伝えて、主治医がちゃんと対応されました。ノゾミさんと個別に話し合ったそうです。

体調の悪化

　九月までようやくこぎつけたノゾミさんは日を追うごとに体調が悪化し、腹水を抜くことには、疲労感のほうが上回るようになりました。九月の初め、いつものように病室をのぞくと、「この前お願いしたことですけど」と、「この前……」というのは薬のことで、「妹にも迷惑をかけているし、そろそろお願いしようと思ったんです。だいぶ体がきつくて、苦しくなってきたので」と切実な思いを言葉にされました。それで私のほうが「薬を増やすということですね。眠ってしまってもいい、ということで？」と意思を確認すると、「はい」ということでしたが、家族に伝えたかどうかを尋ねてみると、「まだ言ってません」と。「今晩、そろそろ妹さんにお話しできそうですか」と添えると、「そうしてみます」と返してこられました。

　この日、この話題が本人から出たことで、その時が来ていると私はとっても気になっていて、こういう話題が出たことを主治医と看護師長にも伝えて夜を待ちました。そして、夜八時過ぎにもう一度病室を訪ねようという気持ちになって部屋に向かいました。すると暗い室内で、ノゾミさんは私が入ってきたことにすぐに気づきました。その表情から、話そうとしていたことが話せないでいる、ということが即座に私に読み取れました。そこで私のほうから一声、妹さんに向かって、「昼間お姉さんとお話をしたことがあるんですけど」と言葉を添えると、ノゾミさんは妹に向かって、「きついので眠りたい。私のことで家族に迷惑をかける」と、ぽつりぽつりと自分の気持ちを糸をほぐすように表しました。その様子をうかがいなら、私は折りを見て病室を離れましたが、そのあともう一人の妹さんもすぐに、呼ばれて来られました。

　翌朝ノゾミさんを訪ねました。すると、か細い声で熟慮しながらゆっくりと、「ありがとうございました。妹たちに話しました。そうしたら、まず『夜、眠れないのなら夜だけそれをしたら』と言われて、それもそうかなと思って。きつさはいつもあります。とれることはありません」というふうに訴えました。そういうわけで、結局、夜だけ鎮静をすることになりました。それは三女の妹さんが医療者ということもあって、そういった薬の使い方もあるとよくご存じだったんですね。三女さんは、後から聞いたら以前ホスピスで働いていたことがあるということでした。それもお父さんを看取ったホスピスでした。だからよくご存じだった。

持続点滴による鎮静の開始

二日後の早朝、妹さんがいる中でまた訪ねると、ノゾミさんは喘ぐような目線と言葉でね、「K先生のお薬にしてもらっていいかな」と、私の傍で妹さんに力を振り絞るように語りました。家族・弟妹全員に本人の意思が伝わっていて、即日、持続点滴による鎮静が開始されていきました。その日の夕方、清拭の間に病室を出てこられたお母様を病棟ロビーで見かけて、しばらく一緒に過ごしました。そこでノゾミさんは幼いころから、どんな娘さんだったかということを教えてくださいました。

母親の語り

その日のノゾミさんの様子をお母様に「ノゾミさんは今日はどんなふうでしたか」と尋ねると、「よく眠っていて。昨日はきつくて眠れなくて、眠りたいと言っていましたから。四歳くらいのときの顔とまったく同じ顔をしているんですよ。……病気が病気だけにね」と深く嘆息しながら。「お家にいるよりは、毎日顔を見に来られることのほうがご安心なんでしょうか」と尋ねると、「そうです。これから帰っても店を

（届けられた絵葉書）「ありがとう。いってきます」

二十二時くらいまで開けているんです。そのほうが気が紛れるから」と。

そのあとはお母様の思いのままをうかがうことになって、「結婚もしなくてずっと家にいてくれたから、私が頼りにしてきたんです。デパートのほうで陶器の販売をしてきましたから、料理なんかも大好きです。音楽も好きで、今日はいつも家にいるときにかけていたＣＤを一緒に聴きました。子どものころは合奏の指揮をしていたこともありました」と、感慨深い様子で語られました。

そして翌日の晩、ノゾミさんは家族と病棟のナースに見守られて旅立って逝かれました。

家族葬が終わって後日、妹さんが挨拶に見えて、必ず挨拶に行ってほしいと頼まれていたと言われ、一枚の絵葉書が届けられました。亡くなったお父さんが旅先で描いたスケッチで、香港の空港で飛び立つ飛行機と到着する飛行機の絵。そして一番上に「ありがとう。いってきます」とあって、名前と、亡くなった日の九月〇日。こちらです。

井上　ああ……。

加藤　トランジットという感じの。出会いからわずか一年に満たない間のお付き合いだったのですが、とても印象深く、今でも心に、ちょっと何かあるたびにこの人のことを思い出すことが多くて。本当に沈黙のもとで一緒にあることを一緒に見つめる、ということが、どうだったのかなあと。

井上　本当にその最後の鎮静の、今で言えば意思決定とかね、そこが絶妙の感じがするのね。本当は、こんなに苦しかったら、こちらのほうが掛け合って、すぐやれるんだけれども、加藤さんは「言える？　家族に」って。あえて家族だからこそ、この人がやっぱり家族に近寄り、家族もこの人に近寄り、あと何時間か限られていただろうけどそこで家族を再生させる働きが、動きが出ているなあと思って。でも、加藤さんもそれは難しいと思っていたから夜に訪室したら案の定だった。でもそこでもあえて、前に出ない。家族が本当に近寄れるような働きかけを、病室の中でも廊下でもされていくというところが、すごく大事な時間と思った。その日の夜も。

加藤　私も家に帰らず残っていた。そのときは、どこまでこの人に踏み込んで、この人を押してあげればいいのかというイメージがあって。本人は体力がないし。意思のある人だけれども、その意思が、体力がないとなかなか出てこない。だから私がそこを少し背負っていかないとならないかなと思って。

井上　押してあげることよりも、こちらにとっては、飛び越えてしまうことのほうが実は楽よね。

加藤　ああ、それはまったく思わなかった。

井上　そう、そこが、この人と出会って、この人が加藤さんの前で涙を流し、テーブルの前にこの人が紡ぎ出す作品なり言葉なりを加藤さんが丁寧に受け取り、そして「私たちがやってきたことは気持ちに沿っていたか」というような、そのことを踏まえ、最後に彼女が自分の命をどう終えていくかのギリギリの選択を押してあげる。決してそこを飛び越えない、というのがね、入って間もない病院で。

加藤　何したかなということを考えますけど、私が今、皆さんに聞いてもらった上で感じたのは、ああ出会っていたんだなということ。そして旅立つ晩にみた夢について、その実感をエピローグに。

井上　ぜひ加藤さんの言葉を聞いていただいて、これで終わりにしたいと思います。

エピローグ

加藤　これを読みますね。

沈黙は時として大変に雄弁である。言葉の少なさは、余りある思いが内側に溢れていることを証することにも通じる。ノゾミさんのわずかな言葉から、全容を汲み取ろうと、できれば一緒に汲み上げようと努めていたあのころの私は、先走っていませんでしたか……。

ノゾミさんとの出会いから六年が経とうとしている。数日前、このケースを連想していたとき、ふとした拍子にノゾミさんの意思に触れた感じがして、言葉が私の内側から湧き上がった。「行けるところまで行こうと思っただけなんですよ」。「ああ、そうだったんですね」。確かにそう。

ノゾミさんが旅立った日に、不思議な夢か幻を見たことが、またよみがえってきた。おかっぱ頭の少女が、黒い服を着て長い影を持つ男性に背負われて、坂道を上っていく姿。見たような気がして、目を覚まし、旅立ったことを確信した。幼い誰もが親の背におぶさって家路につく風景が私のイメージに重なり、あの時懐かしさと安堵の気持ちにたどりついたことが、今また蘇ってくる。

付記　本事例の公表をご快諾いただいたノゾミさんのご家族に心より感謝いたします。

それからのこと

加藤真樹子

ノゾミさんとご家族との関わり合いを育んでいた当時は、私が勤務する大分県厚生連鶴見病院にはまだ「緩和ケア病棟」という環境が整っていない時代でした。この地域で暮らす人々にも緩和ケアを提供する医療施設があれば、どんなにか家の暮らしの延長で患者さんとご家族が人生の最期に向かう時間を自然に過ごせることか、口惜しい気持ちを抱きながら当時はせっせと一般病棟や外来に足を運んでいました。そして、ノゾミさんをお見送りした翌年、待ち望んでいた緩和ケア病棟がようやく新設されました。

この事例は、二〇一七年の「由布院　緩和ケアの集い」で発表しましたが、二〇二一年の医療情勢は一変し、新型コロナ蔓延拡大を防止するために地域医療はかつて経験したことのない困難に直面しています。鶴見病院では、コロナ禍にあって二〇二〇年三月末から緩和ケア病棟を感染症病棟へと体制移行しました。もちろん、一時的措置ではありますが、地域で終末期を迎える患者さんとご家族、そして緩和ケアに携わる医療者にとっても大きな拠り所を失うという状況が続いています。

一方、コロナ対応を行う感染症病棟では、医師をはじめ看護師がマスクにゴーグルをつけて防護服に身を包んで日々対応に追われています。

いのちの脅威に晒されることは、終末期がん緩和医療も感染症医療も一致していますが、コロナ禍で対応する医療者や感染を経験する患者さんが窮地に追い込まれる中で、自分のこころを平らかに保つことが、いかに易くないかを目の当たりにしています。

心の回復力を指す「レジリエンス」（逆境やトラブル、強いストレスを乗り越える力）がコロナ禍のこの時機、一層注目されています。外圧に晒されても内側が柔らかく芯を保つ「折れない心」とは、その実態はどう生きることなのか、そのことを問うとき、ノゾミさんが自分の営みに一つ一つ自ら梯子をかけて、今・このとき・この人々と過ごすことに全てを委ねていった姿を思い起こします。同時に清々しい感覚が内に広がります。

二〇二一年四月

スーパーバイザーの席に座って

井上　実穂

　神田橋先生が由布院の会にいらっしゃらなくなり、その戸惑いを抱えたまま、私たちは自分たちで会を進めることになりました。そして、私はこれまで先生が座っていた席で、由布岳を前に、加藤さんの事例をスーパーバイズすることになりました。これまで神田橋先生の隣で事例をお話ししたことはあっても、まさか自分がその席に座るとは……。バイザー役は加藤さんからのご指名だったと記憶しています。これまで何度も加藤さんとはご一緒していますが、さすがに事例を担当する、それも由布院でとなると、その大役に眩暈《めまい》がしそうでした。その証拠に、セッションを文字で振り返ってみると、はじめのうちは話の流れについていくのに懸命なのがわかります。

　けれども、加藤さんの横で、加藤さんの息づかいを感じ、由布岳を見ながら、すーっと研ぎ澄まされていく感覚に身を委ねると、事例の中の患者さん、加藤さんの姿が浮かび上がってきました。加藤さんの体全体を通じて、その場面場面が伝わってくるのです。それを由布岳が変わらない優しさでHoldingしてくれています。すると、さらにこれまでの私にはなかった集中力が出てきました。それは切れ味の良いというよりは、不思議なのですが、ほんわかとした温かさが漂うものです。発表している今の加藤さんの声、佇まい、熱量などを通して、当時の加藤さんの行動や患者ノゾミさんの思いが蘇ってくるのです。そして、それをフロアが見守ってくれているのがわかります。私の頭はフル回転していて、隣の加藤さん、当時のセラピスト加藤さん、ノゾミさん、そしてフロアの皆さん、そして目の前の由布岳、それらを同時に感じ取っていきます。なぜか、神田橋先生は出てきませんでした。

集中力がピークを過ぎ、徐々に物語が終盤を迎え、加藤さんの朗読でセッションは終わりました。ものすごい疲れと同じくらいの心地よさを感じると、ようやく神田橋先生が現れました。そして、高揚したまま、しばし先生との対話が続きました。その日の晩餐は、空腹もあって今までにない最高のものとなりました。加藤さんとノゾミさんが私の中で息づいていました。

この会は二〇一七年に開かれましたが、今でも当時の記憶が蘇ります。

私自身、何度かこの由布院の会で事例を発表しましたが、いずれの事例も鮮明に思い出すことができます。それだけでなく、発表後も事例にまつわる連想が次々に現われ、いつになっても新たな気づきが得られるのです。

文字言語に頼らないことが、どれほど豊かな世界を生み出すことでしょう。このことは紙面のない事例検討会の醍醐味だと思います。一般的な事例検討会は、発表者が事例をまとめ、参加者に配布し、それをプレゼンテーションし、フロアとのディスカッション、指定討論者のコメント、発表者の感想といったものが通例でしょう。けれども、この由布院の会は、発表者の一挙手一投足といえば大袈裟ですが、その一瞬に心理面接のすべてが表現されており、それをどう読み解くか、そしてそれぞれの輝きが引き出せるよう、まさに真剣勝負であり、スーパーバイザーは、発表者、事例の中の登場人物、フロアと「ともにある」のです。

そこにこそ、本来の自然治癒力を賦活させる「デジタル言語の拘束を緩める治療作業」があり、「不二のいのちが接している」[1]という理想に向けての動きを見出すことができるのでしょう。

一方で、こうした気づきの喜びを分かち合えるのは、文字言語のお陰だなあと、私の連想は続いていくのです。

1）神田橋條治『治療のための精神分析ノート』創元社　二〇一六年

ともにある場

井上　実穂・五十君啓泰・加藤真樹子
栗原　幸江・富田　伸・三木　浩司

みんなが対等の場

加藤　心理臨床全般もしくは終末期の臨床で、良いスーパーバイザーに巡り会えるかどうかというのが、その人の臨床家としての人生にものすごく大きな影響をあたえる、にもかかわらず、実際には、そのような機会に出会えることはとても稀であると実感しています。

　神田橋先生が以前、良い臨床家が育つためには、優れたスーパーバイザーが必要であるとおっしゃっていたのですが、皆さんそれぞれ、スーパーバイザーやスーパーバイジーの経験がおありなので、スーパービジョンとはどういうことなのか、あるいはスーパーバイザーってどういう役割なのか、今回、とくに神田橋先生がいらっしゃらない由布院の集いの最初の「ともにある」シリーズを本にするにあたって皆さんと話し合ってみたいと思ったのですが、いかがでしょう。今回、最初にスーパーバイザーをされた三木先生のご感想は？

三木　今回、僕がしゃべったセッションの起こし原稿を読んでみて、まとまってないなあと思いましたねえ。ああいう場で、神田橋先生にはちゃんとストーリーができていて、何かが得られるようにちゃんと計画されているんだろうなと思った。神田橋先生には何か完成したものがあって、その中から、事例に合うものを引っ張り出してきている、一貫して何十年もやってこられたことを磨き上げられているんだろうという感じはします。

神田橋先生の一個一個のコメントは、広がり方が違うなと思ったんですよね。いつも言われているように、「まずはバイジーのことをいちばんに考えましょう」というのがあって、バイジーがちゃんと育つようにという配慮ってあるんだなあと思いますね。

僕自身、この会で何回か事例を出させてもらったけど、そのときに言われたことがずっと生きて広がっていくという、まあ、揺さぶられ体験みたいなものが多かったんですけど、あれはとてもありがたかったです。それがずっと生きていくという意図があったんだろうと思いますね。あの域には、到底全然いかないという……。

五十君　今回、僕はあの場で「スーパーバイザーをやんなさい」と言われて、何の準備もなく始めたんです。最初は、神田橋先生のスーパービジョンに近いものをバイジーは求めておられるのかなと思ったのですが、先生の真似ができればいいと思ったんですけど、実際、やろうと思ってもできるものではなく、指導者がいない症例検討会みたいなかたちが自分ができる範囲かなあと思って、皆さんの胸を借りるつもりで自分の感じたこと、思ったことを、そのときに感じるままを話した。ファシリテーターの部分しかできていなかったと、振り返ってみて思いますね。

加藤　でも、五十君先生の立ち位置が、高所からものを言うんじゃなくて、今その場でみんなと同じように初めて聴くというところから一緒に対話を始めてくださったのがよかったんですけど。

井上　私は「スーパーバイザーの席に座って」という小さなコメントを書いて完結しているところがあるん

だけど。「由布院の集い」が他のスーパーバイズ的なところと何が違うかといえば、本当に対等なんですよね。発表者も、隣に座る人も多分フロアも。みんなが事例を読み解くというか、そこに向かって力が動いている感じがあって。バイザーとしては、ほんの少しだけ、半歩くらい流れを見ていたような気もするなあ。少なくとも上から見るとか、高みにはいなかった、絶対に。

五十君　上から見るとか、そんな余裕はなかったですよね。どちらかと言えば、自分が試されているような。

井上　そうそう。

抱えられる場

加藤　今回、バイジーとして思ったのは、個人のスーパーバイズで一対一のときって、事例が自分の中にまだぴったりくっついている感じで、クライアントと私の密着度が強い。でも、こういうグループになるといい感じで少し外れてきて、お互いに自分が話をする、そしてクライアントもいる、その合間合間に皆さんの空気が入ってくるので気が通うというか、深く呼吸ができる印象があったんですよ。

で、その中ですごく抱えられているという感じを再体験できる、というか、自分一人で考えたり、一対一のスーパーバイズよりも、むしろクライアントと自分の関係性を抱えてもらっているという感じがすごくした。神田橋先生のときもそうだったし、その意味でこの由布院の会はちょっと違うなって感じましたね。

栗原　その「抱える」という感覚は、神田橋合宿でずっと私たちが体験してきてそれを大事にしたいという思いが、不在のところでも大事にしようというその空気感が表れたのかもしれないですね。

加藤　それが毎回すごくあるんです、この由布院の合宿のスーパーバイズは。グループの末端に座っていたとしても、その雰囲気を共有できているというのが特徴的だな、と。

実は臨床をやっているときと同じ感覚があります。実際やってみると、ああ、これが臨床の本質だよね、ということに気づかされるという体験です。

五十君　確かに、臨床に近い感じがある。

加藤　だから、井上さんが隣に座ってくださったときに、ともにそこに佇んでいる、聞くことで対象化することよりも、一緒に眺めてくれている、佇んでとどまってくれているという感覚です。

五十君　神田橋合宿って、自分が事例発表してなくても、自分が患者さんを治療しているときと同じような心境になりませんか。今回もそうでしたけど、バイジーというよりも、患者さんに対して共感しながら治療をやっていこうというような気持ちに自然となっていく。

資質を生かす

栗原　『ともにあるV』の中で、神田橋先生が「その人の資質の生かし方を大事にする」と言っておられて、実際に私たちはバイジーとして座って、資質を大事にされる、抱えられたという体験があると思うんです。今回グループ・スーパーバイズでも、そういうところに惹かれる人たちが集まって、その空気感を大事にしている。その人の資質を生かす、その人が大事にしていることを一緒に大事にするということがあるんだと思います。

三木　神田橋先生が、「花は野にあるがごとく生けよ」という話をされてですね。うちの診察室には患者さんが置いていった胡蝶蘭とセントポーリアがあるんです。セントポーリアは太陽が嫌いなんで部屋の内向きに花が咲く。胡蝶蘭は外向きに咲くんですよ。

それを見ていてそうかと思ったんだけど、われわれはどうも見た目をいいように治療をしちゃうんです。患者さんというのは、セントポーリア型もあれば胡蝶蘭型もあって、どっちを向いているかというのはもう決まっているんですよね。もともとその人がもっている資質を生かすというのが基本で、見栄えをよく整えるのが精神科の治療ではない。スーパーバイズもそうですよね。みんなが合うようにじゃなくて、その人に合うスーパーバイズをされている。

よくあるのは、正しいスーパーバイズというのがあって、それをみんなでやりましょう、みたいなことになるんだけど、そうじゃないんだと思うんですよ。だから、ここからは統一したやり方は出てこないんでしょうけどね。一人一人に合うやり方というのは見えるのかなと。

富田　僕はそもそもスーパーバイズというのは治療だと思っていて、スーパーバイジーが患者さんで、スーパーバイザーが治療者で、バイジーが体験したいろんなことを話して、それをスーパーバイザーが治療する。で、神田橋先生がいらっしゃったころは、カリスマ治療者のオペを見せていただく、「すごいなあ」と思いながら。そういう会だったと思うんですけど、いま始まった「みんなでやる」というのは、代表治療者が一人いて、それをみんなで応援するような感じだと思うんですよね。こちらのほうが「今時代的」というか、同時代的な変化がこの由布院で起こっているんだなあと思って、面白く聞いていました。

五十君　バイザーが癒されていた面もあります、今回は。

富田　良き治療とか良き援助というものは常に双方向性だと思います。教えることによって教えられる、育てることによって育てられるということが最も理想的な治療であり支援だと思っていますので、そういう意味でもこの会は素晴らしい体験の場を提供してくださっているなと思います。

井上　もう一つ、由布院で大きいなと思うのは、由布岳ですよね。由布岳と夜のぐだぐだ飲み会というのはセットで。

鎮魂の場、「また生きてみようかな」と思う場

編集者　これまで『ともにある』を五冊出してきましたが、そのうち一冊を除いて全てが緩和ケア、すでに亡くなった人の事例です。それは、よりスピリチュアルになるというか、そこに神田橋先生がおられることでより深くなったのでしょうか。最初のステージというのは、すでに亡くなっている人のことです。それがあの場で、事例発表というかたちで再現されるわけですよね。それはスピリチュアル度が高いというか、一般的なスーパーバイズとは違うのでしょうか。

五十君　僕と富田先生とは大学での神田橋先生のスーパーバイズでお世話させていただいていたのですが、それと比べて、たぶん、スピリチュアル度は僕の感覚ではあまり変わらない気がします。

　ターミナルケアの方とか緩和ケアの事例を聞いていると、人生の残り時間が短いということもあるのでしょうが、変化がドラマチックです。ですから、スーパーバイズで切り取られた人生の幅が大きいというか、何かしらそこで考えているだけでは追いつけない、それこそ由布院の場の雰囲気、全体の気の流れみたいなものに乗って一緒に流れていかないと読み解けないというか。

神田橋先生のスーパーバイズ自体は、もともと神田橋先生が「人生、生まれた時からターミナル」っておっしゃっていましたが、参加するメンバーの集中度もあるのでしょうが、全体的な流れというか、それをよりスピリチュアルなものを感じて、必然というか、そうせざるを得ない場のような、そういうふうに僕は感じていました。

富田　僕はちょっと五十君先生と違っていて、やっぱり特別な場だと思ったんですね。最初に僕が参加したときに、たしか井上先生が発表されていて、たぶんお手紙を出したんですけど、弔いの場のような感じがしたんですね。すでに死者がいて、それをこう、みんなで弔っているような。

それからスーパーバイズって一対一で密室のなかで行われるのが一般的なものだと思いますし、それから公開スーパービジョンというのもありますけど、「由布院の集い」は顔の知れたこころの触れ合った仲間たちだけで行うスーパービジョンなので、しかも症例は死者で、なんか弔いの場のような感じがとてもしたんですよね。もう一度、死者のことを思い、誰かが語り、シャーマン神田橋がいて、それに参加する僕らがいて、亡くなった方を天に返すようなイメージがとてもあって、それに感激して通うようになったんですけどね。

井上　富田先生の話の続きなんですけど、由布院の会に限らず、亡くなった人の事例を出すというのは、その人への弔いというような意味を私自身は持っていて、発表する場がその方の出身に近いところであればその事例をもっていこうとか、そんなことを考えていて。『ともにあるI』の事例というのは、私もこの会では初対面の方が多い中で出したのですが、それを考えても、やっぱりこの事例を先生の前で出したいという欲求のほうが強かったんだと思うし、実際それを出した後は私自身もなんとなく救われたし、本当に浄化されるというか、これでやっと患者さんも成仏できるというか。それは由布院の会が終わって松山に帰って、朝、出勤するときの車の中でいつも思うことで。それはやはり他の会に出すのとは、なんか意味合いが違うなと思います。鎮魂の場というか。それは思います。

だから、亡くなった人の事例を聞かせてもらって、登場人物がもう一回生きなおすというか、それをみんなで読み解いていくというか、再現するというような感覚はありますよね。すごくイメージが豊かになるし。それを神田橋先生はフロアにイメージが豊かになるような投げかけをしていて、それが「資質」という言葉も出てきましたが、その人が生き直しというか、登場人物もそうだし、発表者もそうだし、うまく本来の流れに戻れるような役割を果たしているというような気もする。少なくとも亡くなった人のケースというのは、もうやり直しはきかないし、どう読み解くかは毎回毎回、すごい頭も使うし、感情も使うし、そういう場であるなあと思います。

栗原　あの場というのは、死にゆく人、というか生ききる人が相手だから、事例を出す人が本当に真摯にその人に向き合っていることが伝わってくるし、それをスーパーバイザーがすごく大事にしている、それは神田橋先生の時もそうだしグループでもそうだし、（事例を）出した人の姿勢にも打たれるなあ、と思っていました。

加藤　たしかにそういう場で、レクイエムというか、成仏というようないろいろな言葉がぴったりする場ではあるんですけど、私はもっと生身に近いんです。そこで終わりにするというより、そこからつながる何かを通じて自分が生きられるという実感の場なんです。確かに、亡くなった人を弔う、イニシエーションというか、そういったこともあるけれど、私自身は自分が日常の臨床の中で、死の臨床だけでなく深くこころを震わせてともに泣くというような経験がなかなか持てないんです。それができることは自分にはこの上なく大事な場であり、心の芯から自分が素直になれるということを通じて、今回のケースもそうだけど、私がともに生きられるというのは、クライアントである（事例の）彼女のお陰もあって今があると感じられるような経験です。たぶん、終末期臨床だけでなくて、そういう感覚が一貫しているんだと思います。

　そういう点では、生身を通じて「いのち」の話をしているんだと思います。自分が今あることを大事にして、自分がだれで、ここがどこで、どこに行こうとしているのかということをあの場でお話しすると、それを磁石みたいにして、それに向かって磁力を感じ取りながら、次の一歩を歩もうかな、また生きてみようかなと思えるような場だったりする。それは終末期臨床だけじゃないといつも思っています。

あとがき

「ともにある」というタイトルは、この事例検討会の根幹を表しています。二〇〇四年から神田橋先生をお迎えして緩和ケアをテーマとした集いを重ね、その内容を本にまとめるときに先生が命名されました。今回、神田橋先生が引退されてから久方ぶりに第六巻を刊行することになりました。本のタイトルも『ともにあるⅥ　緩和ケア心理療法のスーパービジョン　由布院の集い』とサブタイトルに変更を加えています。三つの事例をまとめる過程で、一時は神田橋先生が「紙上参加」の形式で事例へのコメントを寄稿していただくことを具体化していましたが、その場に不在であった立場からのコメントについては、メンバーの間でもスッキリとしないものが残りました。また、時を同じくして先生からも「ともにある」という会の本質を維持する理由でコメントを削除する申し出があり、これについてはコアのメンバー間でメールとリモートシステムを用いた話し合いを何度か持ちました。

一連のやりとりと個々の内側に生まれる対話を通じて、私たちが学んだことは「ともにある」とはどのようなことか、ということでした。先生の在、不在の意味からターミネーションをそれぞれが深く体験すると同時に、「互いの生身が時間・空間を共有していることこそが死に臨むプロセスに関わるありようとして不可欠である」（神田橋）ことが会の本質であり、緩和ケアの本質に相通じることを真摯に受け止める貴重な機会となりました。大変にありがたいことです。

ここからは、この集いは緩和ケアというテーマで、古参のメンバー数人でスーパーバイザーを担いながらケーススーパービジョンを展開していきます。これまでそうであったように、ケース発表者はレジュメ提示を行わず、情報は口頭のみで伝えられます。発表者は準備してきた資料を「読む作業」から、スーパーバイザーとの対話を通じて次第に「語る」「話す」「味わう」ことに焦点が移り、ケース体験を深めていきます。さまざまな連想が生まれ、物語の再現性や、ともに集う仲間との間で生じる一体感がグループの雰囲気を生き生きと醸し出します。また、回を追うごとにお互いにスーパーバイジー、スーパーバイザーとなり、グループの中で切磋琢磨することによって、この集いが今後スーパーバイザーの臨床技術向上を目指す場として意味を持つことになると考えています。

技芸の世界では、「技は一代限り」と言われますが、その技の周辺には多くの人の耳や目があって、新たな技芸が生みだされていきます。一子相伝の世界観とは異なりますが、芯にまで到達するような影響を受けた者が自らを生かすことの豊かさを知り、技を磨き上げることで本質が継がれその先が拓かれていくようでもあります。

今回、「ともにある」第六巻をまとめるにあたり、それぞれの原稿を読ませていただく中で、事例発表者とスーパーバイザーのやりとりにさらに参加メンバーからフレッシュな合いの手が加わり、この上なく温かく、活力の満ち溢れた対話の妙が展開されていることに深い感銘を受けました。二重奏からはじまる原曲から、異なる楽器が加わり響き合いながら一つの楽曲を聴いているかのようです。私には、響き合いの場こそが「由布院の集い」のいのちであると思えるのです。

二月の終わりから三月に入るころ、毎年由布院の草原では野焼きが行われ、芽吹きの前に一面野が炎に焼かれ黒い山肌に変貌しますが、そこから一気に若葉の季節へと移り変わります。二〇二〇年は三月に予定していた集いが、大変残念なことに新型コロナの影響でしばらく開催を見合わせることになりましたが、毎年、早春に開かれる「ともにある」この集いが、由布院という土地の力を借りながら、参加する人々に何らかの影響力をもって滋養の場としてこれからも続けていけるよう願っています。

これまでの神田橋合宿の時代から引き続き、この集いの開催の場所として美味しい朝ご飯と気持ちのよい宿を全室開放して提供してくださっている山荘　田名加の主《あるじ》、田中聖次さんには毎回あたたかな心配りをいただいています。また本書をまとめるにあたり、木星舎の古野たづ子さんには、これまでの「ともにある」同様に私たちメンバーのわがままをきいていただき、時には仲間の一人として助け船を出してくださるなど、丁寧に刊行まで導いていただきました。お二人にお礼申し上げます。

そして、私たちの師である神田橋條治先生に心から感謝しています。

二〇二一年六月

加藤真樹子

プロフィール

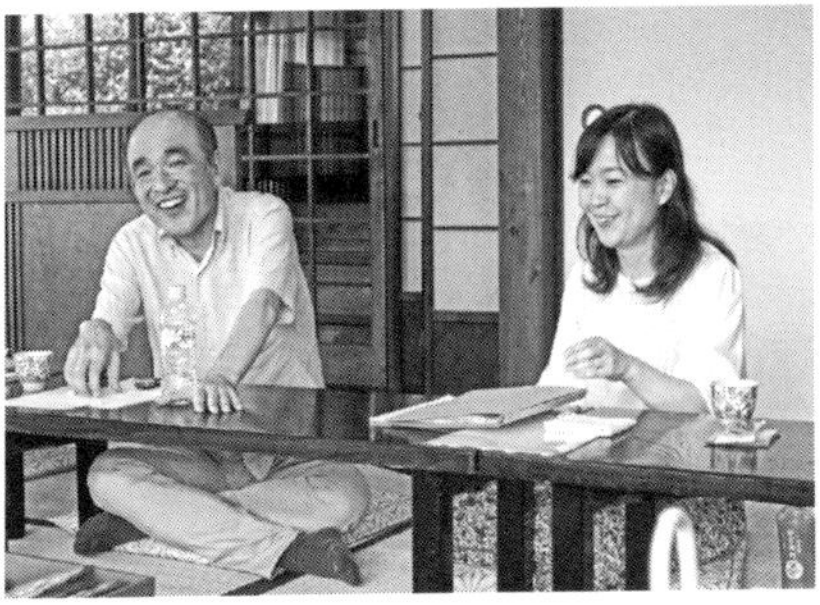

三木 浩司〈*Miki Koji*〉（左）

精神神経学会専門医、臨床心理士

1986 年　久留米大学医学部医学科卒業

1999 年　小倉記念病院精神科部長

今年 4 月に大学は定年となり、精神科医・臨床心理士としてずいぶん長く仕事をしてきたと思うのですが、現在も精力的にお仕事をされている神田橋先生の姿を見ると勉強や経験がまだまだ必要と感じます。COVID-19 の流行を最前線の病院で遭遇したことは全く予想外の経験になりました。この状況が早く収束することを祈るばかりです。

栁場　美穂〈*Hasaba Miho*〉（右）

臨床心理士。公認心理師。児童・思春期領域を含む精神科と、中学・高校でのスクールカウンセラーとしての勤務を経て、2009 年静岡県立静岡がんセンターへ。緩和医療科の心理療法士レジデントとして、２年間実務を通して研修。2011 年より同院の常勤スタッフとして勤務。がん医療、緩和ケアにおける患者・家族への心理サポートに多職種とともに携わっている。

「ともにある」を通しての学びは、水面に落ちた水滴の波紋が広がるように、心の内に静かに深く広く沁みていくことを感じます。

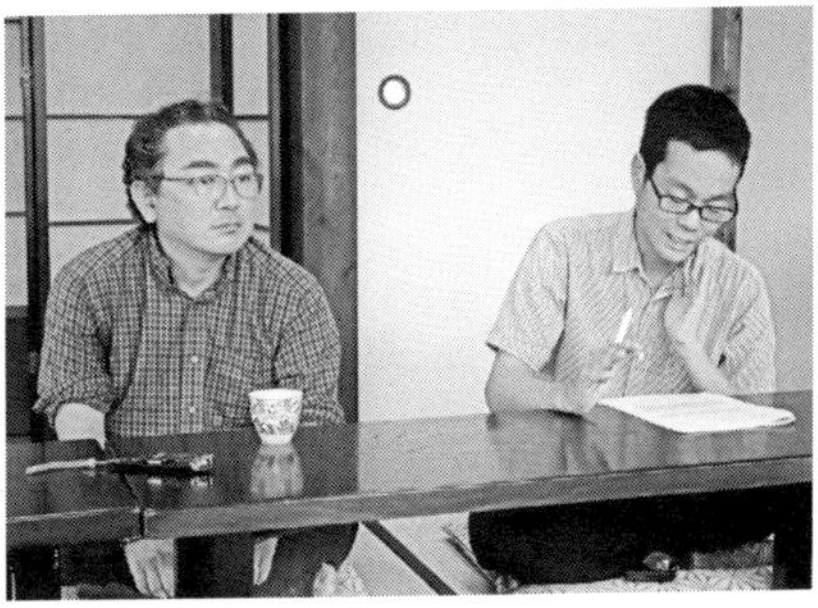

五十君 啓泰〈*Igimi Hiroyasu*〉（左）

2000 年、久留米大学医学部卒業、2007 年、堀川病院就職。2010 年久留米大学医学研究科博士課程卒業。2020 年～現在　堀川病院副院長。

久留米大学神経精神科教室の合宿勉強会で症例を提示したのが神田橋先生とのご縁の始まりです。その後も大学での公開スーパービジョンに参加したり、三木先生主催の SV は、初回から参加させていいただいています。平凡な町医者ですが、神田橋先生をはじめ諸先生方のお力により、このように貴重な経験をさせていただきました。

伊原　出〈*Ihara Izuru*〉（右）

福岡県生まれ。臨床心理士。公認心理師。九州大学大学院人間環境学府人間共生システム専攻臨床心理学指導・研究コース修士課程修了。同博士後期課程単位満了後退学。

縁あって大分県の総合病院に就職し身体科医療領域での心理の仕事に出会い、現在は福岡の国家公務員共済組合連合会浜の町病院に勤務。

好きなこと：マラソン、山登り、キャンプ、ゴロゴロしながら阪神の試合を見ること。

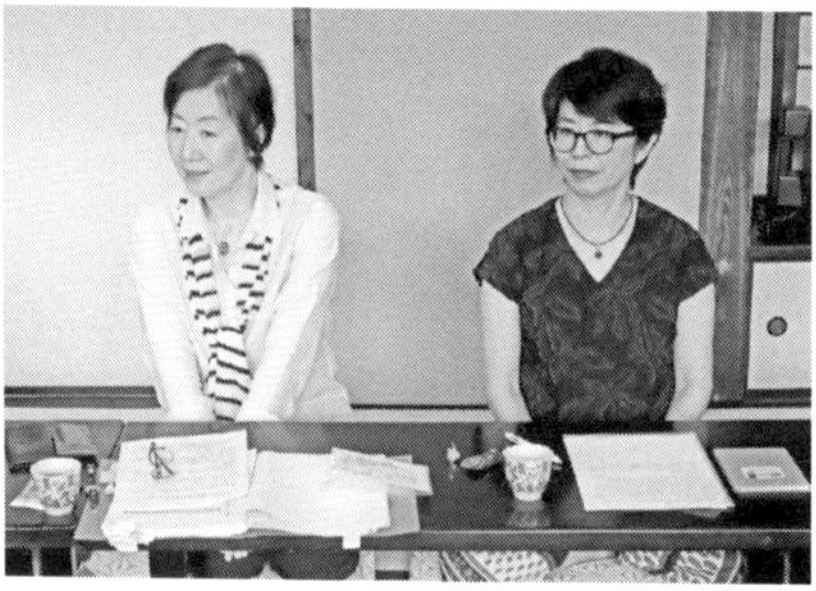

井上　実穂〈*Inoue Miho*〉（右）

心理療法士。2006年より四国がんセンター勤務。緩和ケアを中心にがん患者・家族支援、コンサルテーションに従事。コロナ禍の2020年は、King Gnu、藤井風に救われました。お陰で、鳥ハム、煮卵、らっきょ、いちごジャム……。上手になりました。ロルフィングと朝ヨガ、水中エクササイズで、何とか体を保てています。

加藤　真樹子〈*Kato Makiko*〉（左）

1960年、千葉県生まれ。1989年より大分県湯布院町に在住。2011年、大分大学大学院医学系研究科博士課程中途退学。現在、大分県厚生連鶴見病院、臨床心理士、公認心理師、別府大学大学院非常勤講師。がん医療、緩和ケアでの心理支援に従事。「由布院緩和ケアの集い」では世話人の一人として初回から参加、里山の移ろいに心をよせながら、休日は深呼吸、丘や森を歩いてコンパッションを深めている。

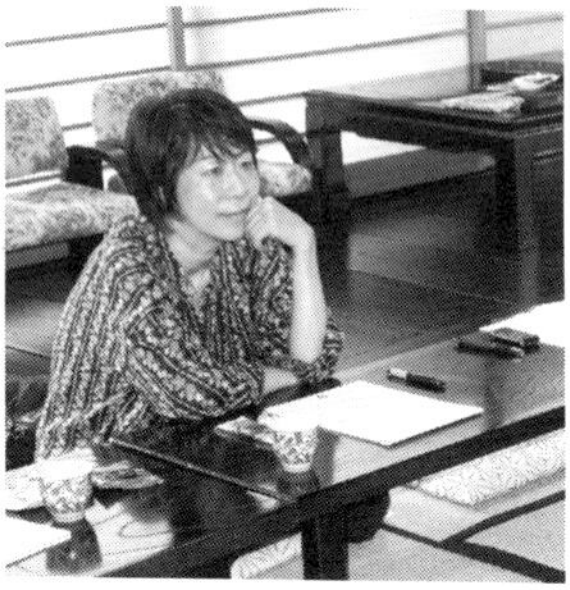

栗原　幸江〈*Kurihara Yukie*〉

患者の家族として季羽倭文子《きばしずこ》先生と出会い、緩和ケアの世界へ。大学院修士課程修了後、ニューヨークの大学病院及び終末期がん専門病院勤務等を通じて緩和／エンドオブライフケア、心理臨床、家族療法、ホリスティックアプローチ等の実践を積み2002年に帰国。日本でもがん専門病院に勤務しながら、2016年4月からは「がんの影響を受けた人すべてに対するケア」を提供する認定NPO法人マギーズ東京のスタッフとしてプログラム企画運営、来訪者対応、スタッフトレーニング等に従事する。2020年10月から同団体の理事に就任。他に複数の大学の非常勤講師を兼務。「ともにある」から生まれるさまざまな気づきを大切にしながら、日々の臨床、そして出会う方たちとの時間を丁寧に育んでいきたいと思います。

富田　伸〈*Tomita Osamu*〉

山梨県甲府市生まれ。1985年、久留米大学医学部卒業。精神科医としての雛のころより、中井久夫先生と神田橋條治先生という２つの巨星の恩恵を受けて育った恵まれた世代に属する。

2000年５月に、久留米市大善寺町に富田醫院を開業し、現在に至る。

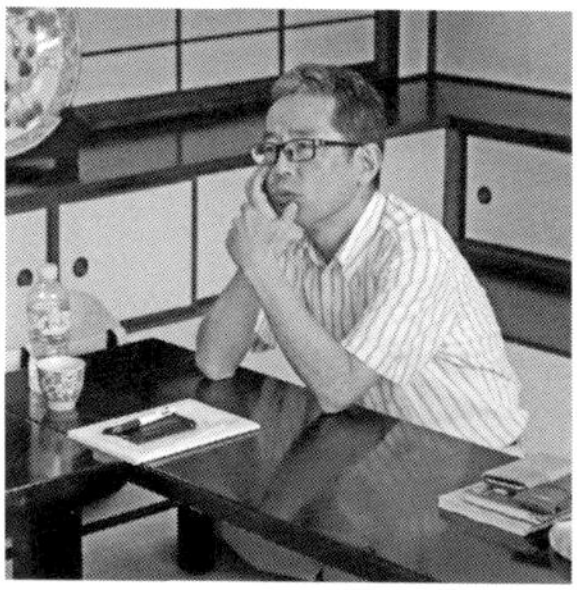

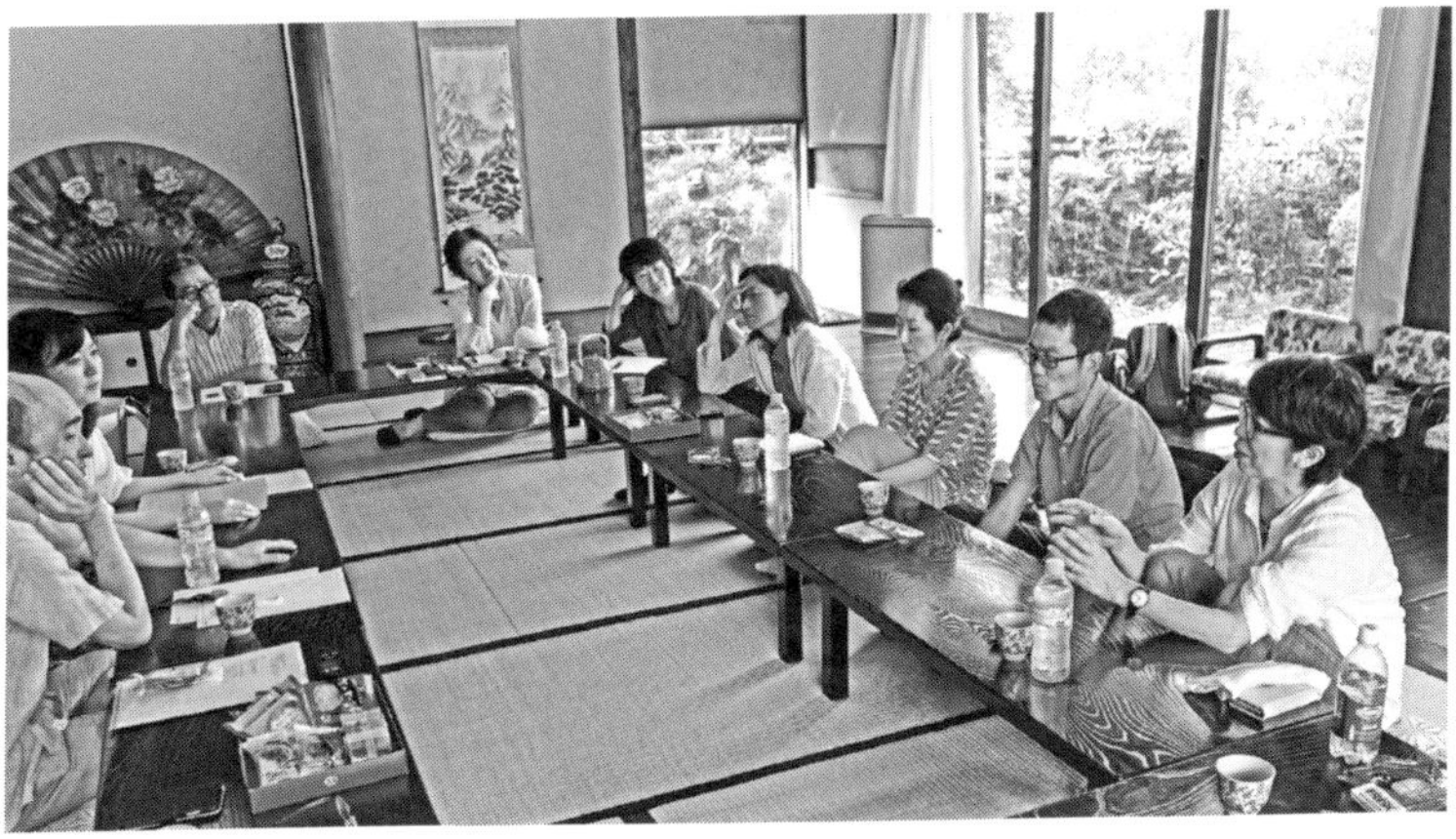

山荘　田名加のスーパービジョンの席で

ともにある〈Ⅵ〉

緩和ケア心理療法のグループスーパービジョン　由布院の集い

2021 年 8 月 6 日　第 1 刷発行

五十君啓泰／井上　実穂／伊原　出／加藤真樹子
栗原　幸江／富田　伸／枷場　美穂／三木　浩司

発行者　古野たづ子
発行所　図書出版木星舎
〒 814-0002　福岡市早良区西新 7 丁目 1-58-207
tel　092-833-7140　fax　092-833-7141
http://www.mokuseisya.com/

印刷・製本　シナノ書籍印刷株式会社

ISBN978-4-909317-21-6